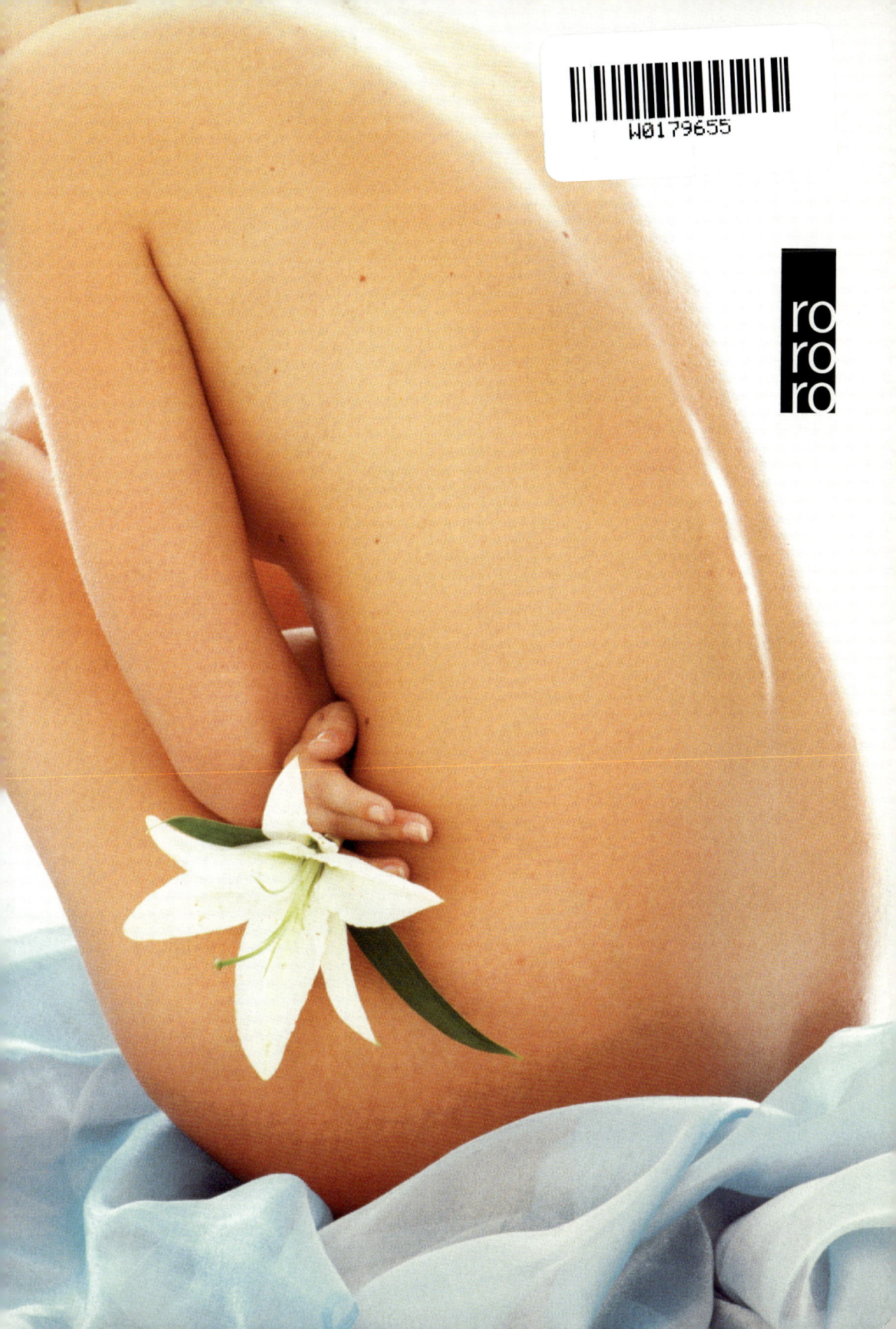

ro
ro
ro

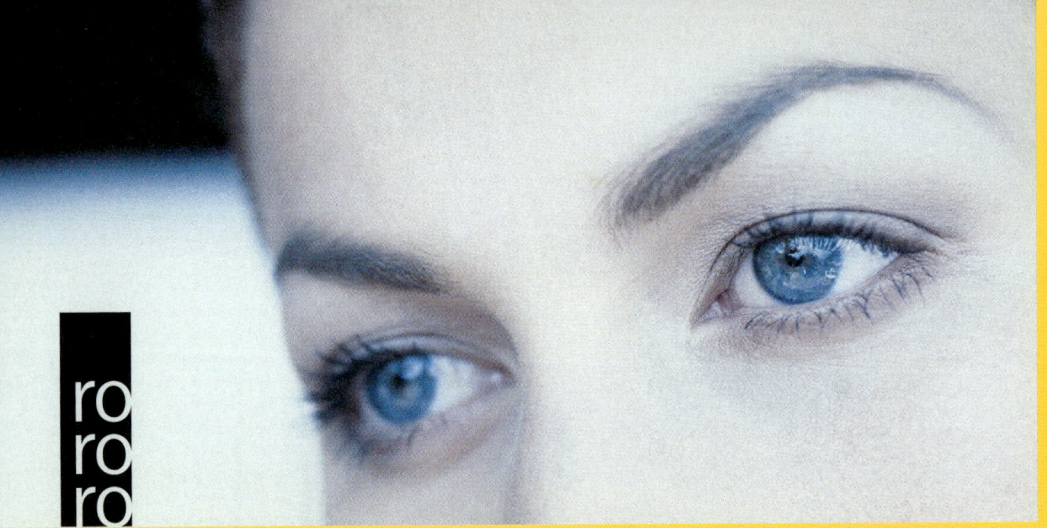

Zu diesem Buch

Der Beckenboden ist der magische Mittelpunkt des Körpers: Hier empfinden wir höchsten Genuss beim Sex, hier ist das Zentrum, von dem Kraft
und Bewegung ausgehen. Der Beckenboden hält die inneren Organe an
ihrem Platz und trägt während der Schwangerschaft das heranwachsende Kind. Ein starker Beckenboden gibt Halt und Haltung!
Mit den Übungen in diesem Buch können Sie Kräfte zurückgewinnen oder
ganz neu aufbauen und zu einem besseren körperlichen Selbstbewusstsein finden. Die begleitenden Geschichten und die sinnliche Sprache
versprechen zudem eine genussvolle Lektüre.

Margarita Klein

Beckenboden –
deine geheime Kraft

Wohlfühlen, Entspannen, Genießen

Rowohlt Taschenbuch Verlag

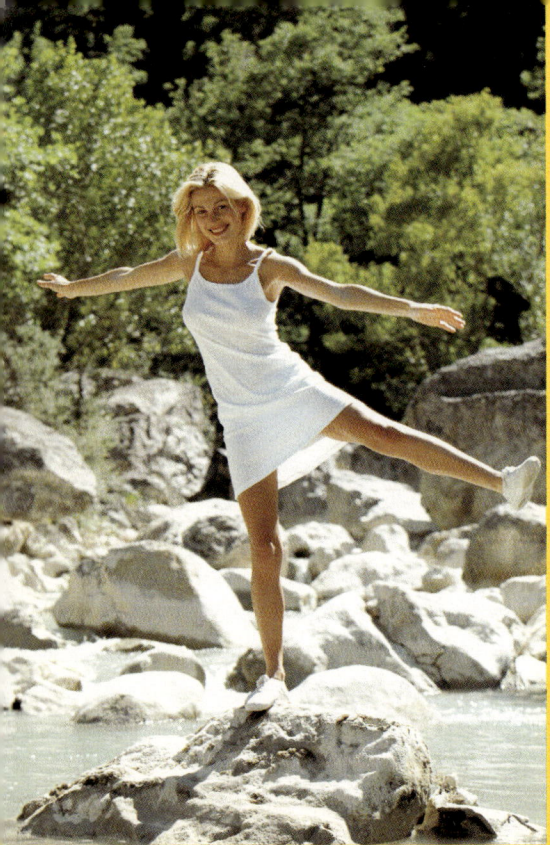

Inhalt

Originalausgabe
Veröffentlicht im
Rowohlt Taschenbuch Verlag GmbH,
Reinbek bei Hamburg, April 2003
Copyright © 2003 by
Rowohlt Taschenbuch Verlag GmbH,
Reinbek bei Hamburg
Redaktion Victoria Schwenzer
Umschlaggestaltung any.way, Barbara
Hanke/Cordula Schmidt
(Foto: Premium/ImageState)
Illustrationen Axel Raatz
Reihenlayout Christine Lohmann
Satz Photina und Lubalin PostScript
Gesamtherstellung Clausen & Bosse, Leck
Printed in Germany
ISBN 3 499 61465 0

Die Schreibweise entspricht den Regeln
der neuen Rechtschreibung.

Übungen

die Sie aufbauen   77 Anhang   120

Einladung zur Schatzsuche

Jahrtausendelang erfüllte die unsichtbare Muskulatur des Beckenbodens ihren Dienst, ohne dass jemand auch nur ein Wort darüber öffentlich verloren hätte. Inzwischen aber gibt es ein breites Interesse an dem Thema: In Frauenrunden auf Partys wird darüber gesprochen, viele Seiten in Büchern und Zeitschriften werden dem Beckenboden gewidmet, und heute ist es fast überall möglich, Kurse für ein spezielles Beckenbodentraining zu finden. Wie lässt sich diese Entwicklung erklären?

Zum einen hat sich insgesamt unser Bewusstsein für den Körper gewandelt. Zum anderen sehen und erleben sich Frauen seit der Frauenbewegung in den siebziger Jahren stärker als aktiv Handelnde in der Sexualität, während der Schwangerschaft und der Geburt, und sie gestalten auch ihre Reifezeit und das Älterwerden. Der Beckenboden wird dabei als Basis des Körpers, als Ort der Sexualität und als Tor ins Leben wahrgenommen. Für manche kennzeichnet er auch einen Bereich, der Schwächen zeigt. Was haben Sie davon, dieses Buch zu lesen und diese Übungen zu einem Teil Ihrer regelmäßigen Körperkultur zu machen?

→ Sie entdecken eine neue Quelle von Kraft und Wohlbefinden in der Tiefe Ihres Körpers.

→ Sie gewinnen eine solide Basis für Ihr Körpergefühl und für Ihre Bewegungen: Eine gute Haltung, die im Zentrum des Beckens wurzelt, gibt Ihnen Anmut, Kraft und Ausstrahlung, ermöglicht Ihnen, den Kopf hoch zu tragen.

→ Wenn Sie zu den etwa 40 % der Frauen gehören, die vorübergehend oder dauerhaft Probleme mit der Kontrolle von Blase und Darm haben, finden Sie auf diese Weise ein Mittel gegen Blasenschwäche – besser als eine neuartige Slipeinlage.

→ Ihr sexuelles Empfinden verbessert sich, die Liebe macht mehr Freude, Ihre Lebenslust steigt. Sie fühlen sich kraftvoller.

Dieses Buch folgt einem ganzheitlichen Ansatz. Es enthält

→ Informationen über die Anatomie und Funktionsweise der Beckenorgane, denn Veränderung beginnt im Kopf, und Wissen über den eigenen Körper vermittelt Selbstbewusstsein;

→ Übungen, die leicht in den Alltag zu integrieren sind, denn Gesundheit erhalten wir uns im täglichen Leben;

→ konzentrierte Übungseinheiten, denn Kraft entwickelt sich nur, wenn wir sie einsetzen;

→ Übungen, die den Energiefluss im ganzen Körper anregen, denn «bewegtes Wasser wird nicht schal» (chinesische Weisheit);

→ Phantasiereisen, die Ihnen Einblicke in Ihre inneren Landschaften und Ihre Schönheit ermöglichen;

→ Tipps, wie Sie Ihren Beckenboden pflegen können;

→ Antworten auf viele Fragen, die mir häufig von Frauen gestellt werden.

Dieses Buch wendet sich an Frauen jeden Alters, an Frauen, die Kinder geboren haben oder nicht, an Frauen, die ihre Sexualität zurzeit mit einem Mann, einer Frau oder mit sich selbst leben – und noch mehr erleben wollen.
Ich wünsche Ihnen eine interessante Lektüre und lade Sie ein, mit Bewegung und Phantasie Ihren geheimen Schatz zu entdecken – es lohnt sich.

Margarita Klein

Die Krone der Schöpfung

*An einem langweiligen Abend begannen sich einige Körperteile darüber zu streiten, welches von ihnen den Menschen vom Tier unterscheide. «Ich bin die Krone der Schöpfung, das ist doch klar», sagte das Gehirn überheblich.
«Ohne uns wärest du ziemlich dumm», antwortete der Chor der Sinnesorgane, «wir versorgen dich mit Impulsen.»
«Wir sind das Wichtigste», waren die Hände überzeugt, «wir sind feiner und geschickter als alles andere in der Natur.»
«Ach was», meinten der Kehlkopf und die Zunge, «was wäre der Mensch ohne Sprache?»*

Der Beckenboden lächelte fein und sagte: «Nur mit mir, liebe Kolleginnen und Kollegen, kann sich der Mensch aufrichten. Was wäre aus euch geworden, wenn er weiterhin auf allen vieren krabbelte? Nur mit meiner Hilfe kann er die Krone der Schöpfung tragen, kann er seine Hände als feine Werkzeuge gebrauchen, kann er weit nach vorn sehen. Erst seitdem er aufgerichtet ist, hat sich seine Sprache entwickeln können.»

Mein Weg zum Beckenboden

Meine bewusste Bekanntschaft mit dem Beckenboden begann vor etwa fünfundzwanzig Jahren. Als Hebamme in der Ausbildung hatte ich mühsam die komplizierten Bezeichnungen dieses so komplexen Gebildes zu erlernen. Ich kannte sie auch alle mit ihren lateinischen Vor- und Zunamen, die kleinen und großen Muskeln. Dass das alles etwas mit mir zu tun hat, entdeckte ich erst im Verlauf meiner Schwangerschaften und Geburten. Vor allem in den ersten Wochen nach der Geburt, als ich versuchte, mein inneres und äußeres Gleichgewicht schwankend und tastend wiederzufinden, gewann der Beckenboden an Bedeutung. Von Kraft keine Spur. Also hieß es üben, zunächst ganz zart, dann kräftiger. Nachdem einige Wochen ins Land gegangen waren, begann die Muskulatur allmählich wieder ihren Dienst zu tun: Ich stand aufrecht und fest im Leben. Und ich war um die Erfahrung reicher, dass es sich lohnt, den Beckenboden zu pflegen.

Offen für das Thema, begegnete ich dem Beckenboden und seiner Kraft nun an den unterschiedlichsten Stellen: beim Yoga, im Qi Gong, bei der Eutonie und bei Feldenkrais, beim Singen im Chor und in der Atemtherapie, in den Konzepten der Körpertherapeuten, in der Lehre von den Chakren (den Energiezentren des Körpers) und im Tantra. Kürzlich erst stieß ich in der alten chinesischen Lehre vom Körper, wie sie im «Weg der Kaiserin» von Christine Li beschrieben wird, auf das Thema. In all diesen Bereichen wurde der Beckenboden direkt oder indirekt angesprochen und mit einbezogen.

Die Arbeit – oder das Spiel – mit dem Beckenboden wurde ein fester Bestandteil meiner Geburtsvorbereitungskurse, der Wochenbett- und der Rückbildungsgymnastik. Meine Kollegin Susanne Kitchenham-Pec entwickelte ein Beckenbodentraining, das Frauen stärkt. Die Konzepte einiger PhysiotherapeutInnen und verschiedene Gymnastikarten waren weitere anregende Quellen, die mein Wissen bereichert haben. Eine Ausbildung in Hypnosetechniken nach Milton Erickson machte mich mit der heilenden Wirkung innerer Bilder vertraut. Aus alldem hat sich im Lauf der Jahre ein ganz eigenes Programm entwickelt.

Seit vielen Jahren unterrichte ich nun spezielle Beckenbodenkurse und mache Einzelberatung. Zu mir kommen junge und alte Frauen, Frauen, die geboren haben oder kinderlos sind, Frauen mit schwer wiegenden Beeinträchtigungen und solche, die mehr Vergnügen beim Sex empfinden möchten. Diese Frauen und die Kolleginnen, die meine Fortbildungskurse besuchten, haben mich gelehrt, dass jeder Beckenboden einzigartig ist: Er hat eine eigene Geschichte, die von Freuden und Leiden erzählt; er hat einen eigenen Charakter – es gibt verkniffene und weiche, fröhliche und traurige, angespannte und kraftvolle Beckenböden. Jede Frau braucht ihr eigenes Trainingsprogramm, das sie speziell anspricht und stärkt, ohne sie zu überfordern. In meiner Ausbildung zur Familientherapeutin lernte ich die systemische Sichtweise kennen, die davon ausgeht, dass ein System mehr ist als die Summe seiner Teile, dass Veränderungen in einem Teil eines Systems automatisch Veränderungen in anderen Bereichen nach sich ziehen und dass ein System so belastbar ist wie sein schwächster Teil. Ich begann, die Funktionsweise des Beckenbodens stärker systemisch zu betrachten, seine Einbettung in eine Familie von Organen, die sich im günstigen Fall gegenseitig unterstützen. Körper, Geist und Seele erscheinen mir im Beckenboden besonders eng miteinander verwoben: Kein Wunder, denn er bildet die Basis unseres Rumpfes, ermöglicht uns die aufrechte Haltung und ist die Grenze des Körpers, die bei der Sexualität, bei der Geburt und mit den Ausscheidungen in die eine wie in die andere Richtung überschritten wird.

Diese differenzierte Betrachtungsweise brachte es mit sich, dass mir immer deutlicher wurde, dass jede Frau auf eine andere Weise ihren Zugang zu ihrem Beckenboden findet. Manche Frauen benötigen regelmäßiges Üben, andere eher die Fähigkeit lockerzulassen. Manche brauchen Übungen, die den Beckenboden isoliert ansprechen, andere eher solche, die die Reflexe der umgebenden Muskulatur mit einbeziehen.

Jede Frau braucht innere Bilder, die es ihr ermöglichen, die verborgene Muskulatur besser kennen zu lernen und als Teil ihrer Person anzunehmen. So entwickelte ich ein Übungsprogramm, das auf der einen Seite feste Programmelemente enthält und auf der anderen Seite für jede Frau maßgeschneidert wird. Und ich arbeite mit einer Fülle von Phantasieübungen, die vor allem das Ziel haben, dieses Wunderwerk der Natur im eigenen Körper lieben zu lernen und die Heilung körperlicher wie seelischer Narben zu ermöglichen, die im Lauf des bisherigen Lebens entstanden sein mögen.

So können Frauen entdecken, was in ihnen steckt: ihre Lebenslust, die Kraft und Anmut ihrer Bewegungen, die Fähigkeit, zu lieben und sich abzugrenzen, und die wunderbare Möglichkeit, gebären zu können.

Mit diesem Buch möchte ich Sie dazu anregen, Ihren ganz persönlichen Beckenboden mit seinen Fähigkeiten, seiner Kraft und seiner Schwäche kennen zu lernen, damit Ihnen Lebenslust, Energie und Stärke für Ihr tägliches Leben zur Verfügung stehen und Sie bei der Geburt und in der Sexualität souverän und mit Genuss schwach werden und sich hingeben können. Den größten Gewinn haben Sie von diesem Buch,

→ wenn Sie beim Lesen der einzelnen Kapitel den Einladungen folgen, die dort beschriebenen kleinen Übungen mitzumachen;

→ wenn Sie mit Hilfe der Phantasieübungen immer wieder auf kleine Reisen zu sich selbst gehen und sich Einblicke in Ihre inneren Landschaften verschaffen;

→ wenn Sie die Übungen für alle Tage und jede Gelegenheit tatsächlich zu einem festen Bestandteil Ihres Lebens machen. Sie werden bald merken, wie Sie bei vielen Bewegungen im Alltag, wenn Sie gehen, stehen oder sitzen, Ihren Beckenboden als ständigen Begleiter mit einbeziehen. Lassen Sie sich überraschen, wie viel Lebenslust Ihnen dieser achtsame Umgang mit Ihrem Körper bescheren kann.

Wenn Sie mehr tun möchten: Ein tägliches Übungsprogramm von 15 bis 20 Minuten wird Sie und Ihren Beckenboden zu ungeahnten Möglichkeiten führen.

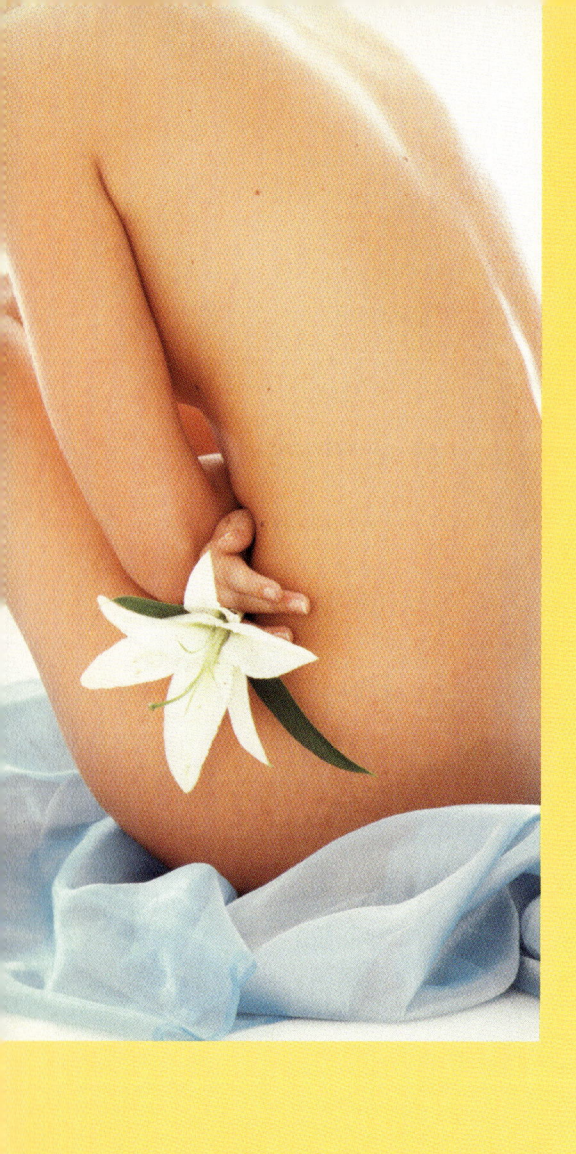

Anatomie

ganz sinnlich

Vermutlich geht es Ihnen wie den meisten Menschen: Sie haben eine vage Vorstellung davon, dass Sie einen Beckenboden Ihr Eigen nennen, aber so ganz genau wissen Sie noch nicht, was es damit auf sich hat. Der erste Schritt, um Ihren Beckenboden schätzen und lieben zu lernen, ist also zunächst, ihn kennen zu lernen. Wo ist er eigentlich genau? Wie ist er aufgebaut, und wozu ist diese hoch komplizierte Muskelformation fähig? Wie ist es möglich, dass der Mensch aufrecht gehen und stehen kann und dabei die inneren Organe an ihrem Platz bleiben? Wieso entleeren sich Blase und Darm nur bei Bedarf? Was geschieht beim Orgasmus? Wie kann ein Kind durch diese kleine Öffnung geboren werden? Der schichtweise Aufbau der Muskulatur, die raffinierte Anordnung der einzelnen Muskelstränge und die besonderen Eigenschaften dieser Muskeln, die sich sowohl kurz und schnell als auch lang anhaltend zusammenziehen können, machen es möglich.

Spüren mit Hand und Verstand

Muskeln funktionieren umso geschickter, je mehr das Gehirn «weiß», was sie tun. Es bekommt seine Informationen von den Muskelfasern selbst, von den Nervenzellen zwischen Muskeln und Knochen, und überdies von anderen Sinnesorganen. Wenn Sie z. B. mit den Fingern schnipsen, «füttern» der Tastsinn, das Gehör, die Augen und die körperliche Eigenwahrnehmung das Gehirn mit Reizen: eine wahre Flut an Sinneseindrücken und eine klare Empfindung – ich schnipse mit den Fingern! Die Hände sind nun von allen Körperregionen die, die mit dem Gehirn auf vielfältigste Weise in Verbindung stehen. Schon das Baby fängt damit an zu betrachten, was die Hände tun. Und die Hände sind ohne Zweifel sehr geschickte Körperteile. Ein verborgener Bereich wie der Beckenboden, über den die meisten Frauen wenig wissen und der zudem noch mit vielen gesellschaftlichen Tabus belegt ist, ist da wesentlich schlechter mit dem Gehirn verbunden. Glücklicherweise erfüllt der Beckenboden viele seiner Funktionen auch ohne bewusstes Zutun. Seine Wirkungsweise ist jedoch umso besser, je intensiver die Verbindung zwischen dem Gehirn und dieser Körperregion geknüpft ist. Dann laufen die unwillkürlichen Reaktionen schneller, effektiver und zuverlässiger ab und die willkürlichen differenzierter. Die Funktion des Festhaltens und Loslassens wird verlässlicher, die Sexualität facettenreicher und genussvoller. Sexuelle Lustlosigkeit, Beschwerden wie Druckgefühle im Becken, Rücken- und Nackenschmerzen, Harn- oder Stuhlinkontinenz und das Gefühl des «Durchhängens» verschwinden.

Bringen wir nun also zunächst dem Gehirn das Becken und den Beckenboden näher. Dabei nehmen wir die Hände zu Hilfe und die beeindruckende Fähigkeit unseres Gehirns, durch innere Vorstellungen die Wahrnehmung äußerer Ereignisse zu präzisieren.

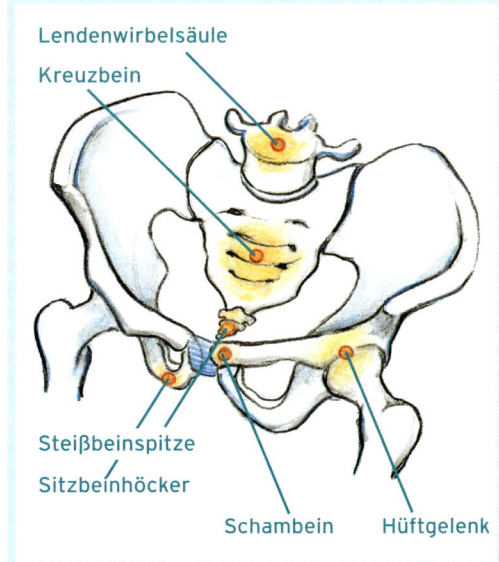

Das weibliche Becken gleicht einer Schale

Zum Mitmachen:

Das Becken: Schauen Sie sich nun die Zeichnung vom Becken an. Ist das nicht eine erstaunliche Konstruktion?

Setzen Sie sich aufrecht hin und ertasten Sie mit den Händen die abgebildeten Formen in Ihrem Körper. Beginnen Sie seitlich bei den großen Beckenschaufeln. Erspüren Sie im Rücken die breite Fläche des Kreuzbeins und folgen Sie der Wirbelsäule hinunter bis zu der kleinen Spitze des Steißbeins, die in das Becken hineinragt.

Schieben Sie die Hände seitlich unter das Becken und spüren Sie nun die Sitzbeinhöcker in Ihren Handflächen; rollen Sie einmal darauf herum. Lehnen Sie sich ein wenig zurück, tasten Sie vorne das Schambein und folgen Sie schräg zu den Seiten hinunter dem Verlauf der Schambeinäste, bis Sie wieder genau bei den Sitzbeinhöckern ankommen. Wenn Sie sich jetzt noch einmal die

15

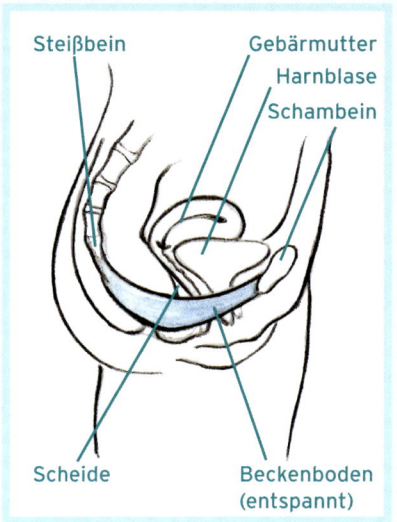

Steißbein   Gebärmutter
            Harnblase
            Schambein

Scheide   Beckenboden
            (entspannt)

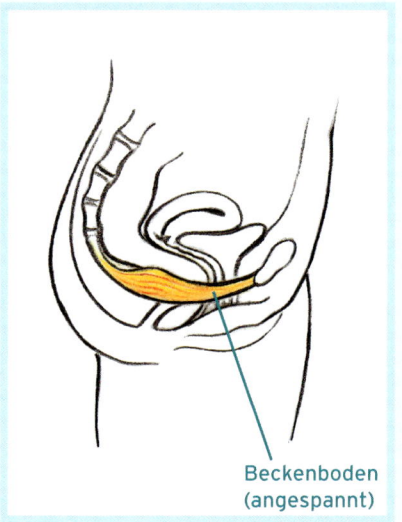

Beckenboden
(angespannt)

Abbildung ansehen, fällt Ihnen vielleicht auf, dass das Becken einerseits eine Stütze für den Rumpf ist, eine Schale, in der Ihr Körper sicher ruht, andererseits ist es aber ein recht luftiges Gebilde. Es ist an drei Punkten sehr beweglich aufgehängt: hinten an der Lendenwirbelsäule sowie rechts und links an den Hüftgelenken.

Versuchen Sie, Ihr Becken in alle nur denkbaren Richtungen zu bewegen, zu kippen, zu drehen und hin und her zu schaukeln.

Der Beckenboden: Er ist etwa so dick wie Ihre Hand. Nehmen Sie den Handteller einer Hand zwischen zwei Finger der anderen Hand und kneten Sie sie kräftig durch, um einen kleinen Eindruck davon zu bekommen.

Sie können sich vorstellen, der Beckenboden arbeitet wie eine dritte Hand: Er kann zugreifen und loslassen, er hält und stützt Sie. Greifen Sie einmal mit dem Beckenboden zu, während Sie gleichzeitig die Hand zur Faust schließen, dann öffnen Sie Hand und Beckenboden wieder. Wiederholen Sie das einige Male, dann wird Ihnen die Bewegung deutlicher.

Die Beckenbodenmuskulatur ist zwischen dem unteren Ende der Wirbelsäule und dem Schambein aufgespannt (siehe Abbildungen oben), erstreckt sich seitlich zwischen den Sitzbeinhöckern, den Winkeln der Schambeinäste und den Seiten des Beckens. Jetzt nehmen wir beide Hände zu Hilfe, um uns den Beckenboden besser vorstellen zu

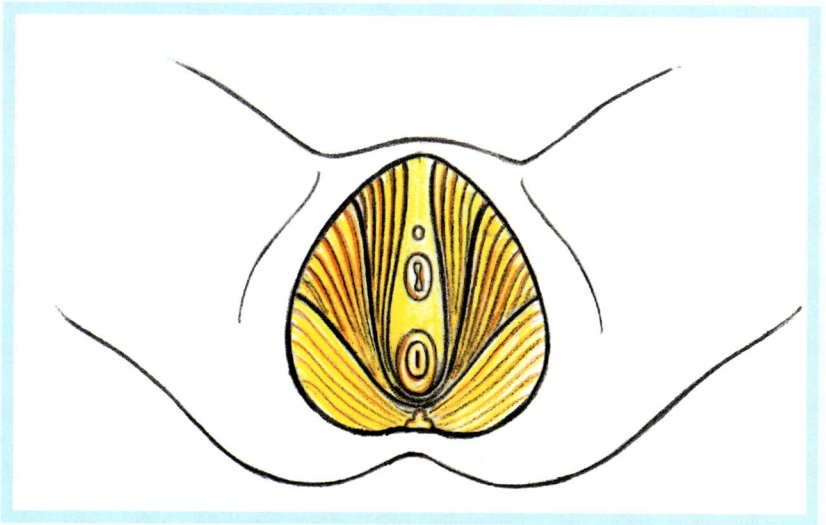

Die innerste Muskelschicht: der Fächer

können. Legen Sie Ihre Hände mit den Seiten gegeneinander und formen Sie eine Schale: Das entspricht etwa der Form und der Größe der Muskulatur des Beckenbodens. Ungefähr so, wie Sie nun Ihre Hände halten, hält auch der Beckenboden Ihren Körper aufrecht und trägt Ihre inneren Organe. Er besteht aus drei Schichten – dem Fächer, dem Dreieck und der Acht –, die sich höchst wirkungsvoll ergänzen.

Der Fächer: Das ist die innerste Beckenbodenschicht. Sie zieht sich vom Kreuz- und Steißbein bis zu den Seiten des Beckens hin, lässt in der Mitte einen Spalt frei und ist vorne an der Innenseite des Schambeins befestigt. Durch den Spalt finden der Harnleiter, der Darm und die Scheide ihren Weg nach außen. Er

wird auch als **PC-Muskel** (Pubococcygues) bezeichnet. Wenn Sie noch einmal Ihre aneinander gelegten Hände betrachten und die Finger etwas öffnen, können Sie sich vorstellen, wie er sich in Ihrem Inneren spreizt. Die innerste Beckenbodenschicht ist eng mit dem Anus verbunden. Wenn Sie nun die innerste Beckenbodenschicht anspannen oder sich zumindest vorstellen, sie anzuspannen, spüren Sie vielleicht eine klitzekleine Bewegung im Anus, der sich nach innen hochzieht. Machen Sie diese Bewegung so, dass die Pobacken, die nicht zum Beckenboden gehören, dabei locker bleiben.

Dieser Muskel bewegt bei anderen Säugetieren den Schwanz. Unser «Schwanz» ist verkümmert, nur das kleine Steißbein ist noch ein Rest davon. Wenn Sie sich nun vorstellen, Sie können innen im Becken eine Bewegung machen, als ob Sie eine Katze wären, die warnend ihren Schwanz aufrichtet, dann spannen Sie vermutlich den innersten Muskel an, auch wenn Sie das noch nicht so genau spüren können.

Das Dreieck: Betrachten Sie nun die zweite Muskelschicht. Sie bildet den vorderen Teil des Beckenbodens. Hier verlaufen die Muskeln quer zur Längsachse des Körpers. Sie sind zwischen den Schambeinästen aufgespannt. Formen Sie nun mit Ihren Zeigefingern und den Daumen ein Dreieck. Die Spitze dieses Dreiecks entspricht der Unterkante des Schambeins, die

Zeigefinger bilden den Verlauf der Schambeinäste nach. Ihre Daumen entsprechen dem Verlauf eines stärkeren Muskelbandes, das zwischen den Sitzbeinhöckern gespannt ist und den so genannten Damm bildet. Stellen Sie sich vor, wie dieser vordere Teil des Beckenbodens in dem Dreieck aufgespannt ist. Wenn Sie diese Muskeln anspannen, können Sie Blase und Scheide fest verschließen.

Legen Sie nun eine Hand von vorn über Ihren Schritt und versuchen Sie zu ertasten, was Sie sich eben vorgestellt haben: Unter Ihrer Hand befindet sich nun die vordere Beckenbodenschicht. Ziehen Sie sie nach innen zu ihrem Zentrum hin zusammen, verschließen Sie Blase und Scheide und ziehen Sie sie in

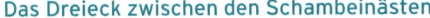

Das Dreieck zwischen den Schambeinästen

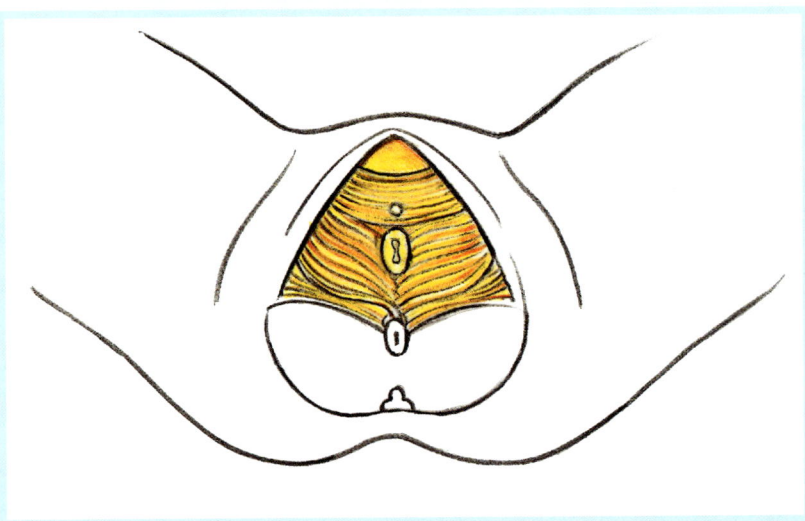

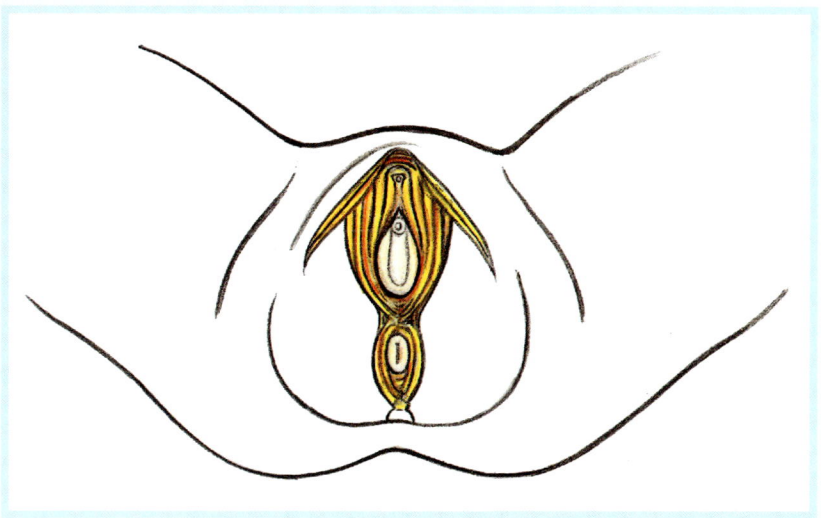

Die Acht ist die äußerste Schicht

den Körper hinein in Richtung Kopf. Das ist etwa eine Bewegung, als ob Sie ein ausgebreitetes Tuch in der Mitte anheben. Lösen Sie die Spannung wieder. Vielleicht spüren Sie erst, wenn Sie das Anspannen und Entspannen einige Male gemacht haben, eine kleine Bewegung unter Ihrer Hand.

Die Acht: Die unterste und äußerste Beckenbodenschicht ist wie ein Tragegurt, der von der Spitze des Steißbeins bis zur Unterkante des Schambeins verläuft. Er wird auch als Schließmuskelschicht bezeichnet, denn er wird von ringartigen Muskeln gebildet, die den sicheren Verschluss der Ausscheidungsorgane ermöglichen.

Diese Muskulatur ist eher schmal. Sie zieht sich in Form einer Acht um Scheidenausgang und Darmausgang herum. Formen Sie jeweils aus Daumen und Zeigefinger einen Ring und legen Sie beide Ringe achtförmig nebeneinander. Der Kreuzungspunkt der Acht ist der Dammpunkt. Er wird auch das Zentrum des Beckenbodens genannt. Legen Sie nun eine Fingerspitze auf diesen Punkt auf Ihrem Damm. Versuchen Sie, dort eine Spannung herzustellen, die Sie nach innen und oben ziehen. Spüren Sie diese kleine Bewegung unter Ihrer Fingerspitze?

Parallel zu den Schambeinästen verläuft ein besonderer Muskel: Sie spüren ihn nur beim Orgasmus, wenn sich der gesamte Beckenboden kräftig rhythmisch zusammenzieht.

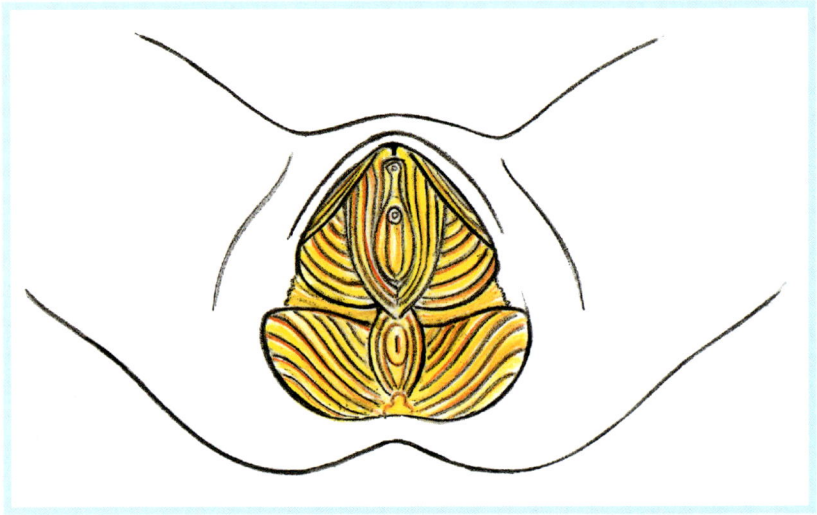

Die Schichten des Beckenbodens sind kunstvoll übereinander angeordnet

Es kann sein, dass Sie nicht sofort eine exakte Vorstellung, eine präzise Wahrnehmung und eine genaue Kontrolle der Muskelkontraktionen erleben, wenn Sie diese Übungen machen. Geben Sie sich ein wenig Zeit! Erinnern Sie sich daran, wie lange es gedauert hat, bis Sie beim Schreiben, ohne zu zögern, ent-spannt einen wohlgeformten Buch-staben auf das Papier bringen konnten. Schärfen Sie Ihre innere Aufmerksamkeit, üben Sie und vertrauen Sie darauf, dass diese Muskulatur ebenso lernfähig ist wie die Muskeln, die Sie zum Schreiben brauchen.

Gute Aussichten

Vielleicht ist jetzt eine gute Gelegen-heit gekommen, Ihren Beckenboden einmal genauer zu betrachten. Wenn Sie mögen, machen Sie es sich auf einem Bett bequem, sorgen Sie für eine gute Lichtquelle und nehmen Sie einen kleinen Spiegel zur Hand. Betrachten Sie nun einge-hend Ihre Genitalien: die großen Schamlippen, darunter verborgen die kleinen, und noch tiefer liegend die Klitoris, dann die Harnröhre, den

Scheidenausgang, den Dammpunkt und den Anus. Ziehen Sie die Muskelspannung wieder nach innen hoch und beobachten Sie, wie sich auch der Damm ein wenig nach innen zieht, wie sich der Scheideneingang verengt und der Anus schließt. Lassen Sie los und spannen Sie die Muskeln wieder an. Spielen Sie ein wenig hin und her und beobachten Sie, wie differenziert sich schon jetzt Ihre Muskulatur bewegen kann. Gefällt es Ihnen? Freude an Ihrem Körper und erotische Gefühle sind durchaus erwünschte Nebenwirkungen dieser Betrachtung. Nehmen Sie das Dammgewebe zwischen Daumen und Zeigefinger – der Daumen ist dabei in der Scheide – und spüren Sie, wie dick es ist und wie es sich verändert, wenn Sie anspannen und wieder loslassen. Schieben Sie zwei Finger in die Scheide, spüren Sie, was innen passiert, wenn Sie die Muskeln anspannen.

Wie fit ist Ihr Beckenboden?

Die verschiedenartigen Aufgaben des Beckenbodens bringen es mit sich, dass die Fähigkeiten dieser Muskulatur vielfältig sind.

1. Sicheres Halten und Tragen: Der Beckenboden ermöglicht uns die aufrechte Haltung. Im Vergleich zu unseren anderen Skelettmuskeln weist er eine besondere Fähigkeit auf: Im Ruhezustand hat er eine höhere Spannung. Das heißt, diese muskulöse Schale kann die inneren Organe halten, ohne sich dabei anzustrengen und ohne zu ermüden.

2. Bewusst gesteuertes Anspannen und Loslassen: Das bewusste Einsetzen des Beckenbodens bereichert das Liebesspiel.

Auch die Kontrolle der Ausscheidungen erfolgt durch eine bewusste Steuerung des Beckenbodens. Schließlich kann der Beckenboden bei gezielten Übungen oder in bestimmten Situationen eingesetzt werden – z. B. wenn Sie etwas Schweres anheben.

3. Reflexartiges Anspannen: Wie gut, zu wissen, dass Ihr Beckenboden auch dann zuverlässig arbeitet, wenn Sie ihn nicht dauernd kontrollieren. Das hat er vermutlich schon Ihr ganzes bisheriges Leben getan und wird es auch weiterhin tun: beim Niesen, Husten und Lachen, beim Laufen und Hüpfen, beim Orgasmus.

Im Übungsteil ab S. 76 finden Sie

unterschiedliche Angebote, die diese verschiedenen Fähigkeiten ansprechen.

Um herauszufinden, wie fit Ihr Beckenboden jetzt gerade ist, schlage ich Ihnen einen kleinen «Beckenbodencheck» vor. Falls Sie Beschwerden haben, finden Sie im Kapitel 5 hilfreiche Übungen, und Sie erhalten Antworten auf Fragen, die immer wieder gestellt werden. Wenn die Geburt Ihres jüngsten Kindes erst einige Monate zurückliegt oder wenn Sie noch stillen, ist Ihr ganzer Körper noch auf Weichheit und Offenheit eingestellt. Eine kleine Schwäche im Beckenboden ist dann ganz normal und bessert sich mit viel Zuwendung und zarten Übungen meist wieder (siehe S. 105).

Kleiner Beckenbodencheck

Mit den Antworten auf die folgenden Fragen wird vor allem deutlich, wie zufrieden Sie selbst mit der Funktion Ihres Beckenbodens sind, und das ist das Wichtigste.

ALLTAGSBEOBACHTUNGEN

Fühlen Sie sich kraftvoll im Becken?

Spüren Sie viel beim Sex oder eher wenig?

Pulsieren Ihre Muskeln kräftig beim Orgasmus?

Haben Sie oft Rückenschmerzen im Kreuzbeinbereich?

Haben Sie Nackenbeschwerden?

Spüren Sie einen Druck nach unten? Immer, oft, oder nur, wenn Sie sehr müde sind?

Verlieren Sie Urin? Tröpfchenweise oder im Schwall? Tragen Sie «zur Sicherheit» häufig oder immer eine Slipeinlage?

Gehen unfreiwillig Darmgase oder Darminhalt ab?

Haben Sie Hämorrhoiden?

REFLEXE TESTEN

Warten Sie, bis Ihre Harnblase gut gefüllt ist. Dann hüpfen Sie einige Male mit gespreizten Beinen. Na, alles trocken geblieben?

Wenn Sie nicht sicher sind, wie dieser Test ausfällt, dann machen Sie ihn im Bad.

DIE AKTIVE KRAFT TESTEN

Sie können diese Untersuchung im Stehen oder in Rückenlage mit angewinkelten Beinen ausführen. Interessant kann auch sein, beide Positionen auszuprobieren und die Unterschiede zu beobachten.

1. Schieben Sie zwei Finger in die Scheide. Spannen Sie die Muskulatur an, ziehen Sie sie nach innen hoch. Was spüren Sie? Lassen Sie wieder los und atmen Sie ruhig und tief.

2. Wiederholen Sie die Übung und versuchen Sie die Muskulatur noch stärker anzuspannen. Lösen Sie die Spannung langsam wieder.

3. Wie weit können Sie zählen, bis die Spannung unwillkürlich nachlässt? Lassen Sie dann langsam los.

4. Wiederholen Sie die Übung noch einmal und kippen Sie das Becken dabei so, dass das Schambein Richtung Nabel gezogen wird. Wie fest können Sie jetzt die Muskulatur anspannen und wie weit können Sie zählen? Loslassen, atmen.

5. Machen Sie die letzte Übung noch einmal; atmen Sie jetzt bewusst aus, während Sie den Beckenboden wieder nach innen hochziehen.

6. Spreizen Sie Ihre Finger ein wenig in der Vagina und versuchen Sie, sie mit der Muskulatur zusammenzudrücken.

Haben Sie bei allen diesen kleinen Übungen die Bewegungen der Muskulatur gespürt? Bewegte sich Ihr Beckenboden sofort, oder hat es eine Weile gedauert? Haben Sie deutlich spürbar die Bewegung nach innen und oben wahrgenommen? Es könnte interessant für Sie sein, diesen kleinen Test von Zeit zu Zeit zu wiederholen und dabei zu beobachten, wie unterschiedlich die Tagesform Ihrer Muskulatur ist und wie sie sich verbessert, wenn Sie Ihrem Beckenboden regelmäßig Aufmerksamkeit schenken.

Bauch – Beckenboden – Rücken: Ein starkes Team

Nun sorgt nicht der Beckenboden allein für eine aufrechte Haltung, sondern er arbeitet mit der Bauch- und mit der Rückenmuskulatur zusammen. Bauch, Beckenboden und Rücken unterstützen sich gegenseitig. Ist einer von ihnen schlapp, so müssen die anderen seine Funktionen übernehmen. So erklärt es sich, dass Rücken- oder Nackenschmerzen entstehen, wenn die Bauchmuskulatur und / oder der Beckenboden schwach sind / ist. Vielleicht hat es einen positiven Einfluss auf das Wohlbefinden Ihres Rückens und auch auf die Form und Funktion Ihres Bauches, wenn Sie Ihren Beckenboden fit machen. Allen drei «Teammitgliedern» geht es am besten, wenn Sie sich angewöhnen, eine gute Haltung einzunehmen.

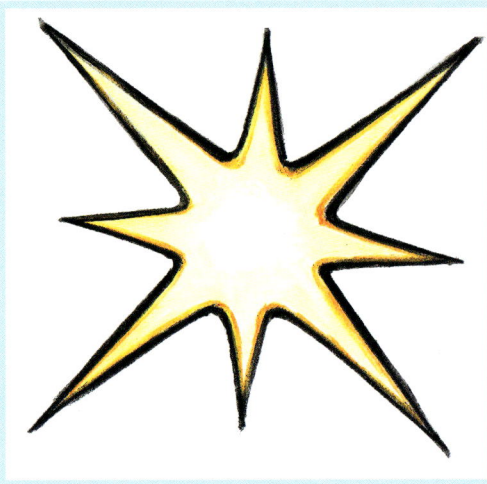

Mit einem Stern verbunden

In der Schale des Beckens ruhen

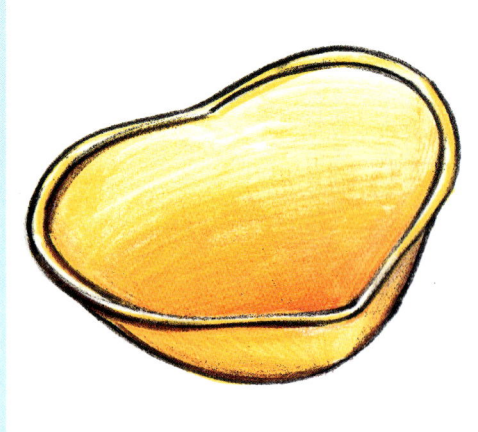

Halt finden: Stern, Schale, Wurzeln

Eine gute Haltung beginnt bei den Füßen. Stellen Sie sich aufrecht hin und spüren Sie den Boden unter Ihren Füßen. Schaukeln Sie sanft vor und zurück und hin und her, bis Sie ein Gefühl dafür bekommen, wann etwa gleich viel Gewicht auf Ihrem rechten und auf Ihrem linken Bein ruht und auf dem vorderen Teil Ihrer Füße und auf den Fersen.

Nun stellen Sie sich vor, Ihr Scheitelpunkt, der höchste Punkt Ihres Kopfes, ist durch einen goldenen Faden mit einem **Stern** hoch oben am Himmel verbunden.

Lassen Sie sich ein wenig hängen, als ob Sie von diesem goldenen Faden gehalten würden.

Drücken Sie Ihre Schultern leicht nach unten, das macht den Nacken lang, und ziehen Sie sie ein wenig nach außen, das befreit den Brustkorb. Senken Sie das Kinn etwas Richtung Brust.

Dann konzentrieren Sie sich auf das Becken. Erinnern Sie sich noch

Fest verwurzelt

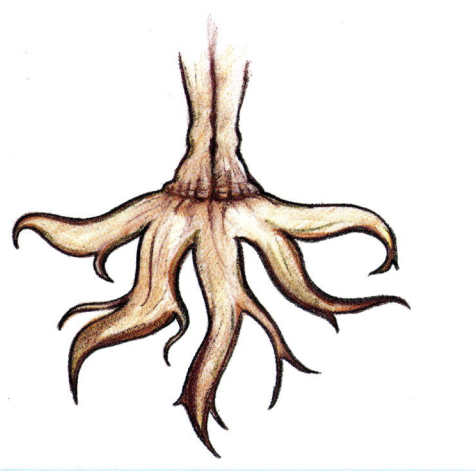

einmal an die anatomische Abbildung des Beckens. Ziehen Sie das Schambein ein wenig zum Nabel und stellen Sie sich vor, Sie lassen sich gemütlich in der **Schale** Ihres Beckens nieder, fast so, als ob Sie sich in einen Sessel setzen. Dabei bleibt der Oberkörper aufgerichtet, und die Knie bleiben locker.

Atmen Sie weiter, auch wenn Sie sich stark konzentrieren.

Sie stehen weiterhin an vier Punkten fest verankert auf der Erde. Stellen Sie sich vor, Sie sind durch große **Wurzeln** mit der Erde verbunden.

Richten Sie Ihre Aufmerksamkeit auf Ihre Knie und sorgen Sie dafür, dass diese nicht durchgedrückt sind, sondern locker und beweglich bleiben.

Auf diese Weise werden Ihre inneren Organe im Beckenbereich gut gehalten. Bauch, Rücken und Beckenboden teilen sich die Arbeit. Der Druck Ihrer inneren Organe ruht auf der innersten Schicht des Beckenbodens, die, wie Sie sich vielleicht erinnern, ganz entspannt bleiben kann, während sie ihre Aufgabe wahrnimmt.

Vielleicht ist es für Sie ungewöhnlich, in dieser Position zu stehen, oder es erscheint Ihnen merkwürdig, dass jetzt Ihr Blick automatisch so gerade in die Welt hinausgeht. Vielleicht dauert es eine Weile, bis Sie sich in dieser neuen Elastizität ebenso stark fühlen wie in Ihrer gewohnten Position.

Neue Haltungen brauchen eine Weile, bis sie selbstverständlich geworden sind. Denken Sie von jetzt an daran, wo immer Sie gerade stehen, Ihrer Haltung Beachtung zu schenken. Warteschlangen im Supermarkt oder beim Postamt und rote Fußgängerampeln sind ideale Gelegenheiten dafür.

Diese Beschreibung Ihrer äußeren Haltung kann auch ein schönes Bild für Ihre innere Haltung sein: fest in der Erde verwurzelt, in der Schale Ihres Beckens und Beckenbodens ruhend und im Scheitelpunkt verbunden mit Ihrem Lieblingsstern.

Die Atmung: Gut verbunden ist viel gewonnen

Nun möchte ich Ihnen ein weiteres kooperatives Team in Ihrem Körper vorstellen. Es kann gut zusammenarbeiten, wenn Sie es ihm erlauben. Dieses Team besteht aus vier Einheiten: der Stimmritze im Kehlkopf, dem Zwerchfell, der Bauchmuskulatur und dem Beckenboden. Spüren können Sie die Verbindung, wenn Sie mit knallenden Lippen laut und kurz «pa» sagen und dabei beobachten, wie mit diesem Knalllaut gleichzeitig eine Bewegung des Zwerchfells nach unten verbunden ist. Die Bauchmuskulatur und der Beckenboden reagieren mit. Im günstigsten Fall spüren Sie jetzt schon, dass Ihr Beckenboden sich explosionsartig zusammenzieht, wenn Sie «pa» sagen. Wenn Sie das nicht so deutlich spüren: Macht nichts, das kommt noch.

Was passiert eigentlich beim Atmen? Das Zwerchfell ist zwischen den Rippen wie eine Kuppel aufgespannt. Beim Ausatmen wölbt es sich leicht nach oben. Beim Einatmen weichen die Rippen auseinander, das Zwerchfell senkt sich nach unten. Der Brustraum vergrößert sich und die Luft strömt ein, weil nun der Luftdruck außen höher ist als innen. Damit sich das Zwerchfell gut nach unten senken kann, wölbt sich der Bauch ein wenig nach vorn – vorausgesetzt, Sie lassen ihn. Um noch mehr Platz zu schaffen, senkt sich mit dem Einatmen auch der Beckenboden ein wenig nach unten. Mit dem Ausatmen wölben sich sowohl der Beckenboden als auch das Zwerchfell wieder leicht nach innen und oben, die Bauchdecke senkt sich, der Atem strömt aus.

Dieses Atemmuster sorgt sowohl für eine optimale Belüftung der Lungen als auch für eine kleine Massage der Organe des Bauchraumes. Das Atemvolumen ist so relativ groß. Durch enge Kleidung, aus Gewohnheit oder durch das Bemühen, in jeder Lebenslage den Bauch einzuziehen, atmen manche Menschen sehr flach. Die Bewegungen sind kaum sichtbar und scheinen nur im Oberkörper stattzufinden. Bauch und Becken wirken unbeteiligt. Atem ist immer auch Energiefluss – und Leben bedeutet Bewegung. Wenn bei jedem Atemzug der Beckenboden mitschwingen darf, wird er auch gleichzeitig mit frischer Energie versorgt.

Mitschwingen

Um sich das besser vorstellen zu können, halten Sie beide Hände vor den Bauch: die eine Hand etwa in Höhe des Zwerchfells, die andere vor Ihren Unterbauch. Die Handflächen zeigen nach unten. Beide Hände sind nach oben leicht gewölbt. Mit dem Einatmen drücken Sie die Handflächen nach unten und sehen, wie Raum entsteht. Mit dem Ausatmen lassen Sie Ihre Hände sich wieder entspannt nach oben wölben. Eine weitere Möglichkeit, den Weg des Atems zu spüren, ist folgende

Übung: Legen Sie sich entspannt auf die Seite oder halb auf den Rücken, sodass Sie bequem eine Hand in den Schritt legen können. Spüren Sie in Ihrer Handfläche, wie sich bei jedem Einatmen ganz zart der Beckenboden in Ihrer Hand wölbt und wie er sich bei jedem Ausatmen in den Körper hinein zurückzieht.
Jeder Atem ist allerdings auch ein individuelles Geschehen. Jeder Mensch atmet ein wenig anders, und es kann sein, dass die hier beschriebenen Abläufe zunächst nicht so recht zu Ihren Beobachtungen passen wollen. Wichtig ist vor allem, dass Ihr Atem frei fließt und dass Sie ihm und sich genügend Raum und Zeit geben.

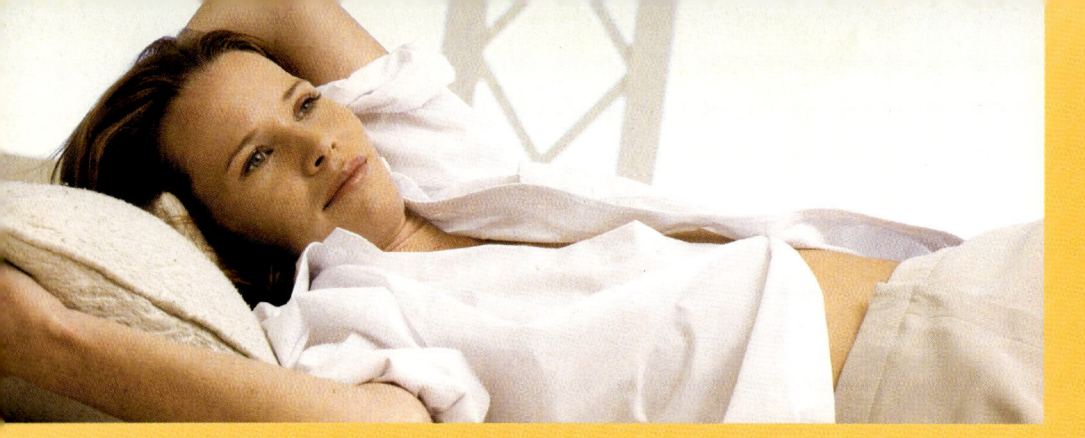

Ihr Beckenboden

eine gute Basis

Die Funktionen des Beckenbodens sind verblüffend vielfältig. Er hat verschiedene Aufgaben:

1. **Halten und Bewahren:** Er trägt die Bauchorgane und sorgt damit für die aufrechte Körperhaltung. In der Schwangerschaft hält er das Baby.
2. **Aufnehmen und Umschließen:** Er nimmt den Penis des Geliebten und seinen Samen auf und umfasst seine oder die eigenen Finger beim Liebesspiel.
3. **Abgrenzen:** Er schützt den Körper gegen unerwünschte Einflüsse und Eindringlinge.
4. **Abgeben und Loslassen:** Er dehnt sich beim Gebären, und er gibt Blasen- und Darminhalt ab, wenn es Zeit dafür ist.

Alle diese Begriffe bezeichnen körperliche Funktionen ebenso wie psychische Fähigkeiten, also Elemente unserer Persönlichkeit. Unsere Sprache ist klug; sie weist uns auf Zusammenhänge hin, wenn wir sie bemerken wollen. Wenn wir seelisch «durchhängen», tut es der Beckenboden häufig auch. Wenn jemand «völlig offen» ist, spiegelt sich das oft im Beckenboden wider. Wenn eine Frau «unter Druck» steht, kann ihre Muskulatur diesem Druck manchmal nicht standhalten. Eine aufrechte Person handelt auf der sicheren Basis ihrer Überzeugungen. Wie kaum ein zweites Körperteil zeigt der Beckenboden, wie eng körperliche und seelische Prozesse miteinander verwoben sind. Besonders bemerkenswert ist, dass willkürliche und unwillkürliche Vorgänge zusammenspielen und dass viele Funktionen des Beckenbodens als Gegensatzpaare beschrieben werden können, z. B. das Öffnen und Schließen, Aufnehmen und Abgeben. Für die Funktion der Muskeln ist es ebenso wichtig wie für seelische Vorgänge, dass es nicht um ein Entweder-oder geht, sondern darum, beide Möglichkeiten zur Verfügung zu haben und sie passend zur jeweiligen Situation einsetzen zu können. Um sich sicher für die eine oder die andere Möglichkeit entscheiden zu können, brauchen wir eine solide Basis, festen Boden unter den Füßen und die innere Überzeugung, dass es erlaubt ist, eine ganz eigene Position im Leben zu haben.

Unter meinen Klientinnen, die mit Beckenbodenbeschwerden zu mir kommen, finden sich häufig solche Frauen, deren Fähigkeiten aus der Balance geraten sind. Einige verhalten sich im Umgang mit anderen – sei es in ihrer Familie, bei ihrer beruflichen Tätigkeit oder gegenüber Partnern, Freundinnen – besonders weichherzig, mitfühlend und mütterlich. Ihr offenes Herz für alle Sorgen ihrer Familie oder ihrer weiteren Umgebung und die damit verbunden Erschöpfung scheinen in einem direkten Zusammenhang mit der Schwierigkeit ihres Beckenbodens zu stehen, zur rechten Zeit «dicht zu machen». Sie trainieren im Beckenbodenkurs nicht nur ihre Muskulatur, sondern damit auch die Fähigkeit, sich abzugrenzen, bevor sie völlig erschöpft sind. Andere wiederum scheinen ständig in Sorge zu sein, dass sie, wenn sie den Dingen ihren Lauf lassen, selbst mit davonschwimmen könnten. Sie versuchen festzuhalten, was nur eben festzuhalten ist: einen geordneten Tagesablauf, ihre Kinder, ihren Partner. Sie versuchen, ihr Leben rundum zu kontrollieren. Ihr Beckenboden reagiert oft bedrückt und verstört – mit Daueranspannung und Schmerzen oder umgekehrt mit chronischer Weichheit als Zeichen ständiger Überlastung. Für diese Frauen ist es lohnend, die reflexartigen, unwillkürlichen Funktionen des Beckenbodens zu trainieren und gleichzeitig das Vertrauen zu entwickeln, dass die wahre Kraft sich erst dann entfaltet, wenn sie von dem angestrengten Bemühen darum befreit ist. Damit Sie die Signale Ihres Körpers besser verstehen können, befassen wir uns zunächst mit den physischen Funktionen des Beckenbodens und «übersetzen» diese dann in die Sprache der Seele.

Fest halten – ganz locker

Erinnern Sie sich noch einmal an die Anatomie: Wie zwei nebeneinander gehaltene Hände formt der fächerförmige Muskel eine Schale und birgt seinen Inhalt sicher in der Mulde. Da diese Muskulatur im Ruhezustand – im Unterschied zu anderer Rumpfmuskulatur – eine höhere Spannung hat, kann sie sicher und dauerhaft die inneren Organe halten, ohne dabei zu ermüden.

Der Spalt in der Mitte erlaubt der Vagina, der Harnröhre und dem Darm den Durchgang. Dieser Spalt wird wie von einem Vorhang von dem Dreieck der vorderen Muskulatur und von der aktiven Schließmuskelschicht der Acht verdeckt. Alle drei Muskelschichten verändern ihre Spannung reflexartig. Das ermöglicht uns, zu gehen, zu laufen, zu lachen, zu husten und zu niesen. Dabei können wir mehr oder minder sicher sein, dass alles funktioniert, ohne dass wir ständig bewusst daran denken. Auch beim Orgasmus ziehen sich die Muskeln unwillkürlich zusammen. Sie können sie aber auch aktiv anspannen und wieder locker lassen, um den Muskel zu trainieren oder um Ihnen selbst und Ihrem Partner beim Sex Vergnügen zu bereiten. Blasenmuskel, Darmmuskulatur und auch die Gebärmutter arbeiten dagegen unabhängig von Ihrem

31

Willen. Sie sind autonom. Ihr Wille jedoch entscheidet, ob und wann dem Impuls nachgegeben wird und ob die äußeren Muskelschichten den Weg freigeben.

Ein Beispiel: Ihr Blasenmuskel signalisiert, dass er sich gerne entleeren möchte. Sie steuern die Toilette an – sofort oder später –, setzen sich hin, und erst dann öffnen sich die Schleusen: Die Blase darf sich entleeren. Dass sie das dann auch tut und wie kraftvoll und vollständig sie es tut, steht wiederum nicht in Ihrer Macht. Autonome und bewusst gesteuerte Nervenimpulse arbeiten perfekt Hand in Hand, wenn wir sie lassen. Wenn das bei Ihnen im Moment nicht zuverlässig so ist: Training hilft (siehe Übungen ab S. 76 und Fragen zu Beschwerden auf S. 114).

Aufnehmen und Zugreifen

Ihre Vagina kann dank ihrer Schwellkörper und der Feuchtigkeit Ihrem Partner beim Sex eine warme, weiche Höhle bieten. Mit der Muskulatur können Sie den Penis fest umgreifen und ihn durch Anspannen und Entspannen sanft massieren (siehe S. 56). Das unwillkürliche Pulsieren der Muskeln beim Orgasmus trägt dazu bei, dass der Samen noch tiefer in die Gebärmutter aufgenommen wird.

Abgrenzen

Tiere ziehen oft den Schwanz ein, wenn sie sich zurückziehen. Eine Katze mit hoch aufgerichtetem Schwanz dagegen signalisiert: Bleib mir vom Leib, ich bin gefährlich! Die erste Reaktion ist eine Schutzmaßnahme, die zweite eher eine Position, die einen möglichen Angriff vorbereitet. Der Muskel, der bei anderen Säugetieren den Schwanz bewegt und oft sehr ausdrucksvoll als Kommunikationsmittel eingesetzt wird, ist derselbe wie unser fächerförmiger Muskel.

Wenn Sie jemandem deutlich Ihre Grenzen zeigen wollen, richten Sie sich hoch auf: Der Muskel macht es möglich. Wenn Sie sich dabei auch noch ärgern oder wütend sind, spannen Sie wahrscheinlich automatisch auch die Kiefergelenke an, da diese reflektorisch mit dem Beckenboden verbunden sind. Spüren Sie dem doch einmal nach – wenn Sie die Zähne fest aufeinander beißen, spannt sich Ihr Beckenboden dabei an.

Sich-Öffnen und Loslassen

Ganz anders dagegen ist die Haltung beim Gebären: weit offen, eher rund, der Mund ist geöffnet. Die Muskeln des vorderen Dreiecks und die achtförmige Muskulatur sind durch ihre besondere Anordnung in der Lage, sich dehnen zu lassen – ein wenig beim Sex, erheblich mehr bei der Geburt eines Kindes. Ein Lächeln auf den Lippen, das auch die Augen und vor allem die Mitte der Stirn erreicht, entspannte Kiefergelenke und eine eher runde Körperhaltung unterstützen die Fähigkeit des Körpers, sich zu öffnen.

Die Geburt eines Kindes ist ein schönes Beispiel für scheinbar gegensätzliche Körperfunktionen, die gerade in ihrer Kombination wirksam sind. Der aktive Druck von Gebärmutter und Bauchmuskeln, der bei der Wehe entsteht, schiebt das Baby äußerst kraftvoll nach unten; gleichzeitig ist der Beckenboden passiv, er lässt locker, und durch seinen genial konstruierten Aufbau kann er dem Baby das Durchschlüpfen ermöglichen.

Für all diese Funktionen sind die Muskeln Ihres Beckenbodens gut ausgestattet: Sie können aufnehmen **und** abgeben, anspannen **und** loslassen, sich öffnen **und** schließen, aktiv **und** passiv sein, bewusst steuern **und** von Reflexen bestimmt sein.

Damit wir uns auf den Beckenboden als gute Basis dauerhaft verlassen können, ist eine Ausgeglichenheit der Fähigkeiten notwendig. Nutzen Sie sie alle entsprechend ihrer vielfältigen Möglichkeiten? Oder gibt es für Sie noch Neues zu entdecken oder Bekanntes zu trainieren?

Balance-Akte

Wenn wir jetzt die seelischen Entsprechungen zu diesen körperlichen Fähigkeiten betrachten, stellt sich ebenso die Frage: Fühlen Sie sich ausgeglichen? Ist Ihre Bilanz aus Loslassen und Behalten, Aktivität und Hingabe, Geben und Nehmen insgesamt ausgeglichen?

Wenn Sie mögen, lassen Sie sich von den folgenden Fragen zu einigen Überlegungen anregen.

Sind Sie im Gleichgewicht?

BEWAHREN – ABGEBEN
Geben Sie mehr Geld aus, als Sie einnehmen?
Kommen Sie gut mit Ihrer Zeit zurecht?
Investieren Sie Zeit oder Geld vorwiegend nur in Dinge, die es Ihnen wert sind? Oder fließt Ihnen beides durch die Finger? Oder überlegen Sie so lange, bis Sie keine Lust mehr haben auf diese Unternehmung oder den Erwerb jenes Gegenstandes?
Essen Sie so viel, wie Ihnen gut tut? Sammeln Sie in Ihrem Körper eher mehr an, als Sie möchten? Oder quälen Sie sich mit Verzicht?
Füllt sich Ihre Wohnung immer wieder auf wundersame Weise mit Gegenständen, oder entsorgen Sie eher Überflüssiges regelmäßig?

AUFNEHMEN – ABGRENZEN
Haben Sie immer ein offenes Ohr für alle Sorgen Ihrer Mitmenschen?
Beginnen Sie sofort zu überlegen, wie **Sie** das Problem lösen können oder was Sie zur Lösung beitragen könnten?
Geht Ihnen all das so ans Herz, dass Sie ganz aus der Fassung geraten und nur mit Mühe zu Ihren eigenen Aufgaben zurückfinden?
Können Sie sich sagen: Das ist sehr traurig, und es ist ihr/sein Leben, sie/er wird einen Weg finden?
Können Sie «Vampire» in Ihrer Umgebung identifizieren: diese Menschen, oft sehr freundlich und anhänglich, die sich mehr Zeit und Energie von Ihnen nehmen, als sie zurückgeben? Wie schützen Sie sich davor?

FLEXIBEL SEIN – SICH BEHAUPTEN
Wenn eine Aufgabe zu erledigen ist: Sind Sie diejenige, die sie sofort oder am Ende übernimmt?
Zweifeln Sie schnell an sich und Ihren Fähigkeiten, wenn jemand etwas kann, was Sie auch können?
Wenn Ihre Freundin ein neues Kleid hat oder Ihre Kollegin eine neue Fertigkeit erlernt hat: Beginnen Sie, heftig darüber nachzudenken, ob Sie das nun auch brauchen? Oder sind Sie weiterhin zufrieden mit Ihrer Ausstattung und Ihren Fähigkeiten?

Bei all diesen Fragen geht es nie darum, die absolut richtige Position zu bestimmen. Nichts ist gut oder schlecht an sich, die Weisheit liegt oft irgendwo in der Mitte oder in einem guten Ausgleich zwischen extremen Momenten. Sie haben sicher gute Gründe, sich genau so zu verhalten, wie Sie es tun. Niemand außer Ihnen selbst hat letztlich das Recht, zu beurteilen, ob Ihre Wahl richtig ist oder nicht. Sie entscheiden, ob und wann es Zeit ist, einiges zu ändern – oder was daran gut sein könnte, diesen Zustand noch eine Weile beizubehalten.

In der Ausgewogenheit dieser Fähigkeiten liegt der Schlüssel für ein Leben voll Energie, tatkräftiger Kreativität, liebevoller Beziehungen und genussvollen Ausruhens. So bekommen Sie eine gute Basis, die Quelle Ihrer Lebensfreude, und Ihre Kraft kann sprudeln, ohne sich zu erschöpfen. Sie haben Ihre Schätze entdeckt und nutzen sie.

Der Weg dorthin kann gleichzeitig ein geistiger und ein körperlicher sein. Wenn Ihr Beckenboden und Ihr Geist gleichzeitig lernen, die Balance zwischen Bewahren und Abgeben, zwischen Öffnen und Abgrenzen so zu gestalten, dass es für Sie gut ist, können sie sich gegenseitig unterstützen. Ihr Gehirn bekommt konkrete Informationen durch die Muskeltätig-keit, und Ihre Muskeln finden leichter zu ihrer Bewegung, wenn Informationen des Gehirns «bildgestützt» sind, d. h. mit bildhaften Anleitungen verbunden werden.

Die folgenden Übungen sind im besonderen Maße dazu angetan, die muskuläre und seelische Balance zu stärken und Ihnen zu helfen, Ihr Gleichgewicht in sich selbst zu finden.

Wenn eine Balance gestört ist, hat es sich als wirkungsvoll erwiesen, dem schwächeren **und** dem stärkeren Anteil Aufmerksamkeit zu schenken, denn beide sind unausgeglichen, nur mit verschiedenen Vorzeichen.

Eine lebendige Balance ist in ihrem Wesen etwas leicht Störbares. Druck verträgt sie gar nicht. Sie ist beweglich und arrangiert sich immer wieder neu. Also sind auch die folgenden Übungen federleicht, hauchzart, spielerisch, heiter und können mit einem kleinen Lächeln verbunden werden.

Die Schätze pflegen

Schmetterling

Setzen Sie sich in Vogelnesthaltung
(siehe Abbildung rechts) oder im
Schneidersitz auf den Boden oder
auf eine feste Matratze.
Gönnen Sie sich ein paar tiefe
Atemzüge.
Tasten Sie Ihren Dammpunkt mit
dem Finger. Ziehen Sie jetzt die
Beckenbodenmuskulatur zu diesem
Punkt hin zusammen, dann ein
wenig in den Körper hinein und
lassen Sie wieder los. So entsteht
ein zartes, leichtes Pulsieren, wie
ein kleiner innerer Flügelschlag.
Stellen Sie sich vor, dass der Beckenboden die Grenze zwischen innen
und außen ist: Es ist schön, mit dem
Außen verbunden zu sein, und
wichtig, sich abgrenzen zu können.
Diese kleine Flügelschlagbewegung,
wie ein Schmetterling, kann Sie
daran erinnern, wie Sie sich abgrenzen und dabei sehr entspannt
bleiben können.
Lächeln Sie ein wenig dabei und
achten Sie darauf, dass nur Ihr
Beckenboden diese kleine Bewegung macht. Der Bauch und der
Po schauen diesem flatterhaften
Treiben gelassen zu und bleiben
ruhig dabei.

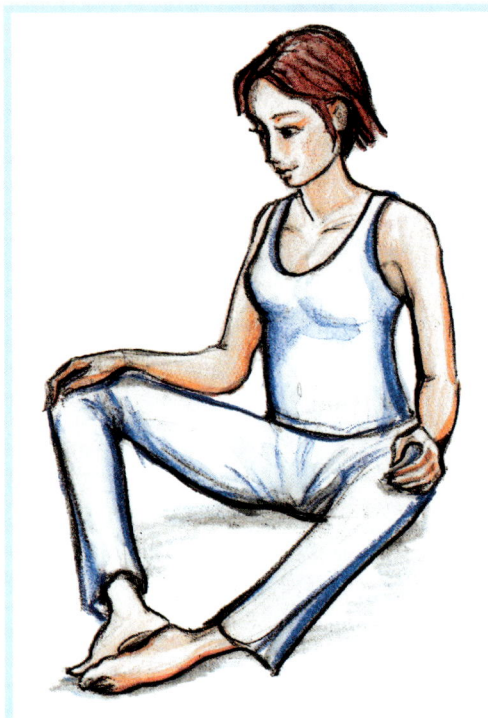

Vogelnest

Kirschen essen

Sie bleiben aufrecht sitzen. Schließen Sie die Augen und stellen Sie
sich vor, zwischen Ihren Beinen
steht eine große Schale mit wun-
derschönen, leckeren Kirschen:
dicke, dunkle, glänzende Knubber-
kirschen. Suchen Sie sich die schönste aus. Stellen Sie sich vor, Sie
können mit dem Beckenboden wie
mit dem Mund eine dieser Kirschen
aufnehmen – und genüsslich hin-
und herrollen, um das Fruchtfleisch

um den Kern herum abzuknabbern. Das geht vielleicht noch leichter, wenn Sie diese Bewegung des Kauens mit dem Mund mitmachen. Stellen Sie sich vor, wie der wundervolle rote Saft dieser Kirsche sich in Ihrem Mund verteilt (vielleicht erinnern Sie sich noch an die leckeren Kirschen im letzten Sommer). Stellen Sie sich vor, wie auch in Ihrer Vagina diese rote Kirsche hin- und hergewendet und -gedreht wird. Wenn Sie sie abgeknabbert haben, dann spucken Sie den Kern mit einer plötzlichen Bewegung aus: plopp. Wiederholen Sie die Übung einige Male. Aufnehmen, genüsslich hin- und herwenden, abknabbern und dann – plopp – ausspucken.

Lotosblüte

Lehnen Sie sich ein wenig zurück, sodass Sie wirklich entspannt und bequem sitzen. Ihre Beine können Sie ausstrecken oder in der Vogelnesthaltung belassen. Wenn Sie mögen, können Sie noch einmal mit der Hand Kontakt zu Ihrem Beckenboden aufnehmen und wieder diese kleine flügelschlagartige Bewegung im Beckenboden zum Dammpunkt hin machen, nach innen und oben. Lösen Sie die Spannung wieder.
Stellen Sie sich vor, an Ihrem Dammpunkt öffnet sich eine wunderbare Blüte, eine Lotosblüte, die

als Symbol der weiblichen Liebesorgane gilt. Stellen Sie sich vor, diese Blüte öffnet sich der Sonne entgegen. Sie entfaltet ihre Blütenblätter und lässt zu, dass die Sonne Sie bis in ihr Innerstes hinein wärmt.
Atmen Sie ruhig aus und ein und genießen Sie die Wärme der Sonne im Herzen Ihrer Blüte. Eine Blüte weiß, wann es Zeit ist, sich wieder zu schließen. Es kann sein, dass Regen aufkommt, es kann sein, dass es Abend wird ...
Nach und nach schließt die Blüte ihre Blätter wieder, so wie die Lotosblume jeden Abend ins Dunkel zurücktaucht, um sich am nächs-

Lotosblüte

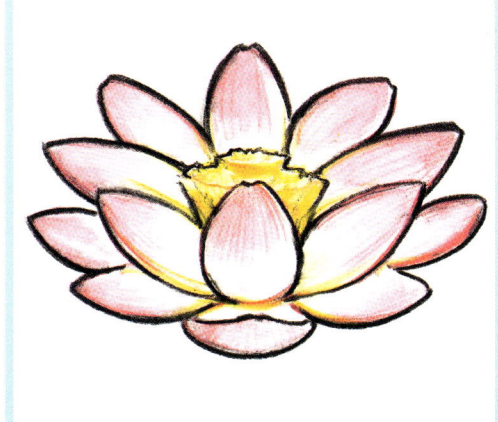

ten Morgen wieder frisch und neu der Sonne entgegen zu öffnen. Sie faltet ihre Blütenblätter über dem Herzen zusammen, damit sie gut geschützt ist.

Es ist gut zu wissen, dass die Blüte beide Fähigkeiten hat: sich zu öffnen, der Sonne entgegen, um sich wärmen zu lassen, und sich wieder zu schließen, um sich zu schützen. Und sie selbst bestimmt, wann es Zeit dafür ist, das eine oder das andere zu tun.

Ein Blick nach innen: Ich bin ich

Legen Sie sich nun ganz entspannt auf die Seite oder auf den Rücken. Sorgen Sie dafür, dass es Ihnen wirklich gut geht. Ist jedes Bein bequem gelagert? Hat es das Becken gut? Können Brust und Bauch frei atmen? Kann der Beckenboden mitschwingen? Sind die Schultern entspannt, können die Hände und die Arme ruhen?

Erlauben Sie sich einige entspannte Atemzüge und gönnen Sie Ihrem Gesicht ein kleines Lächeln. Und dann achten Sie einmal etwas genauer auf Ihren Atem, auf den Rhythmus des Ein- und Ausatmens, auf das Kommen und Gehen. Schon vorher haben Sie gelernt, das Ein- und Ausatmen in Verbindung mit Ihrem Beckenboden zu beobachten.

Wenn Sie mögen, können Sie die Hand wieder in den Schritt legen und spüren, wie mit dem Einatmen der Beckenboden sich ein wenig vorwölbt und wie er sich beim Ausatmen zu seinem Zentrum hin nach innen und oben zusammenzieht. Während Sie so mehr und mehr Kontakt zu Ihrem Atem und zu dem Mitschwingen Ihres Beckenbodens knüpfen, denken Sie beim Einatmen «Ich» und beim Ausatmen «bin»: «Ich» … «bin» … «ich» … «bin» … und immer so fort. Falls Ihre Gedanken beginnen sollten, andere Wege zu gehen, dann kehren Sie zu dem «Ich» beim Einatmen und «bin» beim Ausatmen zurück. Denken Sie fortwährend «ich» … «bin», solange Sie mögen. Nach einigen Minuten lassen Sie das «Ich … bin» innerlich verklingen und spüren ihm noch einmal nach.

Dann räkeln Sie sich, recken und strecken Sie sich. Spannen Sie auch den Beckenboden noch einmal kurz an und lösen Sie ihn wieder.

Wenn Sie sich wieder Ihrem Alltag zuwenden, integrieren Sie das «Ich … bin» in Kombination mit dem Atem, die kurze Anspannung des Beckenbodens und die Entspannung in Ihr alltägliches Leben. Und vielleicht ist es schon jetzt für Sie bei manchen Entscheidungen eine Hilfe, sich an das «Ich bin ich» zu erinnern und an die Fähigkeit

Ihres Körpers, eine Balance zu finden zwischen Aufnehmen und Abgrenzen, zwischen Sich-Öffnen und Schließen. So kann Ihr Beckenboden zu einer inneren Quelle werden, die Ihnen die Kraft gibt, im körperlichen wie im seelischen Geschehen größere Klarheit zu finden.

Die Quelle der Kraft

Unser Körper besteht – ganz materiell betrachtet – aus Muskeln, Knochen, Organen und Flüssigkeiten. All diese stofflichen Strukturen sind von der weniger leicht zu fassenden Lebensenergie belebt. Sie durchfließt den Körper. Wenn sie in Harmonie ist, dann ist der Mensch körperlich und seelisch gesund. Sie wird Lebenskraft, Prana oder Chi genannt, und jede Kultur macht sich etwas andere Vorstellungen davon. Während unser abendländisches medizinisches Denken sich sehr erfolgreich damit beschäftigt hat, wie Krankheiten zu beheben sind, finden wir in anderen Kulturen eher Antworten auf die Frage, wie die allen Funktionen zugrunde liegende Lebenskraft gestärkt und erhalten werden kann. Auf diesen Gedanken und Erkenntnissen beruhen so interessante und in der Praxis wirkungsvolle Gesundheitssysteme wie z. B. die Traditionelle Chinesische Medizin (mit ihren Mitteln der Akupunktur, der Moxibustion sowie den zahlreichen Heiltees), die Ayurveda-Lehre und schamanische Heilverfahren. Massagen können den Energiefluss anregen, und durch Bewegungen und Übungen kann der Körper harmonisiert werden, wie die Lehre des Yoga und des Tantra, des Qi Gong und des Tai Chi anschaulich zeigt.

Gibt es ihn «wirklich», diesen inneren Strom, der alles lebendig hält, oder ist es nur ein interessantes Modell? Wissenschaftler arbeiten daran, das Wesen dieser Energie präzise zu bestimmen. Ich denke allerdings, dass es in der Praxis nicht so wichtig ist, diesen Beweis unbedingt zu erbringen. Wirklichkeit ist das, was wirkt. Die Vorstellungen, die sich Menschen von der Wirkungsweise der Lebenskraft machen, sind auf jeden Fall eine gute Hilfe, damit sie gesund bleiben können – im Einklang mit sich selbst und der natürlichen und der übernatürlichen Welt um sie herum. Nach der östlichen Vorstellung kommt jeder Mensch mit einem Vorrat dieser Energie zur Welt, der sich im Lauf seines Lebens verbraucht. Während die angeborene Energie langsam weniger wird, kommt ständig erneuerbare Kraft hinzu. Diese schöpfen wir aus dem Atem, wir gewinnen sie aus der Nahrung für den Körper und aus erfreulichen Erfahrungen für die Seele. Neue Energie wächst uns auch zu durch das Gefühl der Verbundenheit mit der Erde, die uns trägt, mit allem, was darauf lebt, und mit dem Kosmos oder mit Gott (für diesen Bereich der «vierten Dimension» haben wir zurzeit kein allgemein gültiges Wort; bitte wählen Sie für sich den Begriff, der für Sie persönlich am besten passt!). Ich möchte Sie dazu einladen, mit spielerischer Neugier die folgenden Modelle genauer zu erkunden. Dabei können Sie für sich herausfinden, welche Rolle Ihr Beckenboden als eine Kraftquelle spielt, die Ihnen immer zur Verfügung steht. Sie werden auch entdecken, auf welche Weise Sie diese Quelle aktivieren können, sodass sie lange lebendig und vergnügt sprudelt.

Die chinesische Vorstellung basiert auf der Idee, dass die Energie (Chi oder Qi genannt) zwischen gegensätzlichen Polen schwingt, die in jedem Menschen und in der gesamten Natur angelegt sind. Yin und Yang, schwarz und weiß, weich und hart, dunkel und hell, männlich und weiblich, Bewahren und Zerstören, Handeln und Geschehenlassen etc. Im günstigen Fall lebt ein Mensch beide Möglichkeiten und bemüht sich um ständige Balance zwischen ihnen. So bleibt die Lebensenergie im Fluss.

In der chinesischen Medizin wird z. B. die Energie des Beckens dem Wasser zugeordnet, die des Herzens dem Feuer. Die Verbindung beider Qualitäten füllt die ursprüngliche Kraft des Wassers mit Wärme und sorgt dafür, dass das lodernde Feuer den Menschen nicht ausbrennt.

Feuer und Wasser

Setzen Sie sich aufrecht in den Schneidersitz, wenn es Ihnen möglich ist. Schieben Sie sich ein Kissen unter den Po, wenn das angenehmer ist. Sie können sich auch aufrecht auf einen Stuhl setzen. Nehmen Sie einige tiefe Atemzüge und pusten Sie die Luft kräftig aus. Schenken Sie sich selbst ein kleines Lächeln. Öffnen Sie Ihre Ohren und lassen Sie alle Geräusche einfach durch sich hindurchströmen. Legen Sie beide Hände nebeneinander zur Schale geformt vor Ihr Becken und stellen Sie sich vor, wie Sie mit jedem Einatmen goldenes Licht aus dem Kosmos aufnehmen und mit jedem Ausatmen dieses

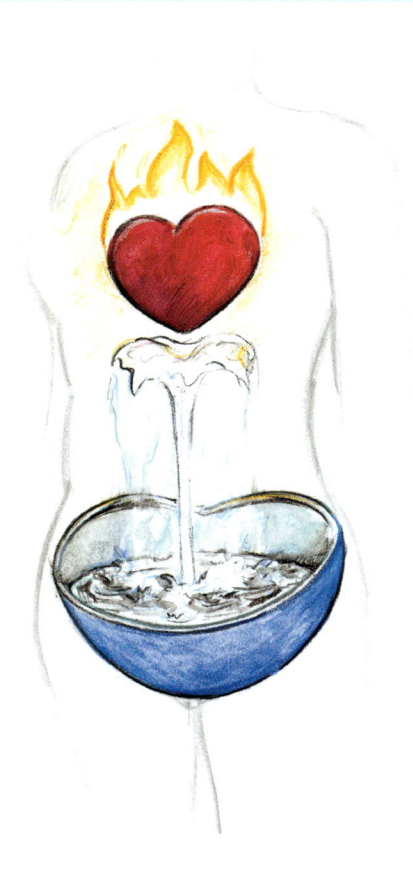

Feuer und Wasser

Licht hinunter in Ihr Becken schicken. Atmen Sie leicht und ruhig; der Atem strömt stetig ein und aus. Tun Sie das so lange, bis Sie den Eindruck haben, die Schale Ihres Beckens ist mit goldenem Licht gefüllt.

Atmen Sie weiter goldenes Licht ein und leiten Sie es zu Ihrem Herzzentrum hinter dem Brustbein: goldenes Licht, das Ihr Herz wärmt. Ist Ihr Herz damit gefüllt, dann lassen Sie diese Wärme durch den Bauch hinunter bis in Ihr Becken rieseln. Dann stellen Sie sich vor, der nun erwärmte Strom sprudelt kraftvoll aus der Tiefe Ihres Beckens hinauf zu Ihrem Herzen, stärkend, belebend, erfrischend. Er rieselt wieder hinunter ins Becken, um erneut gesammelt aufzusteigen: ein steter Kreislauf.

Wenn Sie seine Kraft eine Weile gespürt und genossen haben, kehren Sie mit Ihrer ganzen Aufmerksamkeit wieder in Ihren Alltag zurück, räkeln Sie sich gründlich.

Energiezentren

Der Strom der universellen Lebensenergie fließt in seinen eigenen Bahnen durch den Körper und wirkt an einigen Stellen besonders intensiv. In den asiatischen Heilkünsten werden auf leicht unterschiedliche Weise (z. B. von der Traditionellen Chinesischen Medizin, von der Lehre des Yoga) große Energiezentren – auch Chakren genannt – auf der Achse zwischen Gehirn und Genitalien beschrieben. Ihnen werden Farben, Qualitäten und Klänge zugeordnet. Diese Zentren sind jeweils mit bestimmten Körperregionen und deren Funktionen verbunden, und sie haben Einfluss auf die inneren Drüsen, die Hormone produzieren und damit Körper und Seele steuern.

Spüren Sie den Zentren nach, während Sie den Text lesen. Lassen Sie

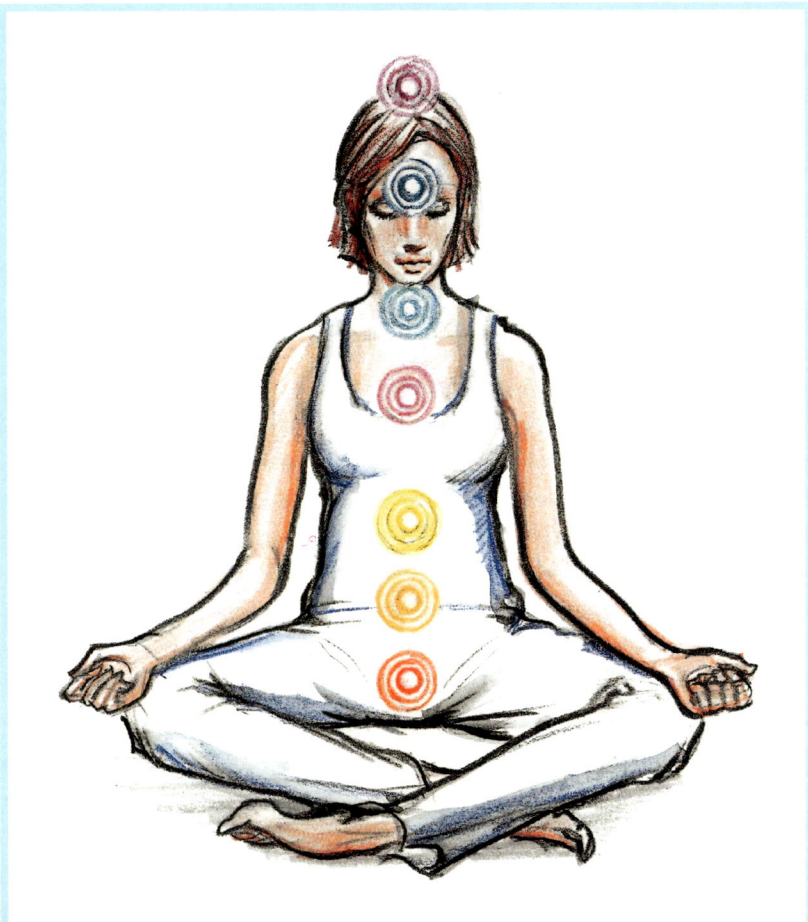

sich Zeit dabei, machen Sie es sich sehr bequem, schließen Sie hin und wieder die Augen und aktivieren Sie Ihre Vorstellungskraft. Vielleicht nehmen Sie an diesen Stellen Wärme wahr oder eine kleine wirbelnde Bewegung, vielleicht beginnt Ihr Bauch zu gluckern oder Ihr Herz ein wenig schneller zu klopfen. Vielleicht spüren Sie prickelnde Wärme im Becken. Vielleicht entsteht vor Ihrem inneren Auge in dem beschriebenen Bereich die genannte Farbe.

Das Wurzelchakra liegt im Zentrum des Beckenbodens am Dammpunkt.

Es wird in Verbindung gebracht mit Themen, die sich auf Leben und Überleben beziehen, auf Sicherheit, Urvertrauen und Stabilität. Wenn die Energie hier lebendig fließt, können Sie viel Energie und Lebenskraft verspüren. Eine Störung des Energieflusses ist häufig verbunden mit einer Störung des Gefühls, sicher verwurzelt zu sein: in sich selbst, in seinem eigenen Leben, in den Beziehungen. Die Farbe des Chakras ist rot.

Das Sakralchakra liegt etwa auf der Höhe des Schambeins. Es wird als Zentrum der sexuellen Kraft beschrieben und steht für Sinnlichkeit, Fortpflanzung, Kreativität, Körperbewusstsein und Begeisterung. Die Farbe dieses Zentrums ist orange.

Die Muskulatur des Beckenbodens verbindet auf der materiellen Ebene das Wurzelchakra mit dem Sakralchakra.

Das Nabelchakra im Bereich des Nabels wird verbunden mit der Idee von persönlicher Macht und Selbstbewusstsein sowie mit der Fähigkeit, die Dinge nach dem eigenen Willen zu gestalten. Die Farbe dieses Zentrums ist gelb.

Das Herzchakra befindet sich im Brustkorb, in der Mitte des Brustbeines. Hier empfinden wir Anteilnahme, Mitgefühl und Vertrauen, Liebe und Geborgenheit. Die Farbe des Herzchakras ist grün oder rosa.

Das Kehlkopfchakra verleiht uns selbst Ausdruck, z. B. über die Stimme. Hier ist das Zentrum der Kommunikation, der Inspiration und der mentalen Energie. Wir wissen, wer wir sind und was wir wollen. Die Farbe dieses Chakras ist hellblau.

Das Stirnchakra oder Dritte Auge ist mit Intuition, Imagination und mit innerer Weisheit verbunden. Hier versteht man die Dinge unmittelbar. In diesem Zentrum erscheint die Energie oft als inneres Licht. Die Farbe des Chakras ist blau.

Das Scheitel- oder Kronenchakra verbindet uns mit unserer Umgebung, mit der spirituellen wie mit der menschlichen. Dieses Zentrum weist über die Grenzen des Körpers hinaus. Es wird auch als die

Verbindung zur höheren Schöpfer-kraft bezeichnet. Die Farbe dieses Chakras ist weiß oder lila.

Sind all diese Zentren in freiem Fluss miteinander verbunden und hat das Wurzelchakra überdies guten Kontakt zur nährenden Erde und das Scheitelchakra den Kon-takt zum inspirierenden Kosmos, dann ist der Mensch rundum in Harmonie mit sich und der Welt. Durch Visualisieren, durch Atmen und durch Bewegung lässt sich der Energiefluss anregen. Die folgende Übung bewirkt, dass Ihr innerer Fluss der Lebensenergie in Bewe-gung kommt und dass er, ausge-hend vom Becken, Ihren Körper durchströmt.
Muskelbewegungen bringen Ener-gie in Fluss. Wenn wir uns nun das Becken als Sammelbecken und Quelle der Energie vorstellen, kön-nen wir durch Anspannen und Loslassen der Beckenbodenmusku-latur diese Energie dazu bringen, durch die weiter oben liegenden Energiezentren zu sprudeln und damit den ganzen Körper zu bele-ben.
Sie fühlen sich frisch und wach danach. Das mag sich vor allem dann angenehm bemerkbar ma-chen, wenn Sie nach dieser Übung eine geistige Anstrengung vollbrin-gen: Sie wird Ihnen wesentlich leichter fallen.

Probieren Sie aus, zu welcher Tages-zeit diese Übung für Sie passend ist. Vielleicht ist sie gut am Morgen, um wach zu werden, vielleicht hilft Sie Ihnen nach dem Mittagstief, wieder in Gang zu kommen. Möglicher-weise ist Sie auch besonders abends gut, denn mit einer harmonisierten Körperenergie schläft es sich besser. Vielleicht werden Sie beobachten, dass Sie bei jeder Wiederholung der Übung Ihre Kraft deutlicher spüren können.

Kraftwerk

Setzen Sie sich aufrecht in den Schneidersitz, mit oder ohne Kissen, oder setzen Sie sich aufrecht auf eine Stuhl.
Nehmen Sie einige tiefe Atemzüge und lächeln Sie sich zu. Entspannen Sie Ihre Ohren und öffnen Sie sie weit.
Erinnern Sie sich noch einmal, wie Sie im Kapitel «Anatomie» begon-nen haben, Ihren Beckenboden anzuspannen und wieder loszulas-sen. Tun Sie das jetzt auf folgende Weise: Sie zählen langsam bis zehn und ziehen dabei die Becken-bodenmuskulatur zu ihrem Zen-trum hin zusammen und nach innen hoch.
Zählen Sie noch einmal ebenso langsam bis zehn und lassen Sie dabei sehr langsam und behutsam

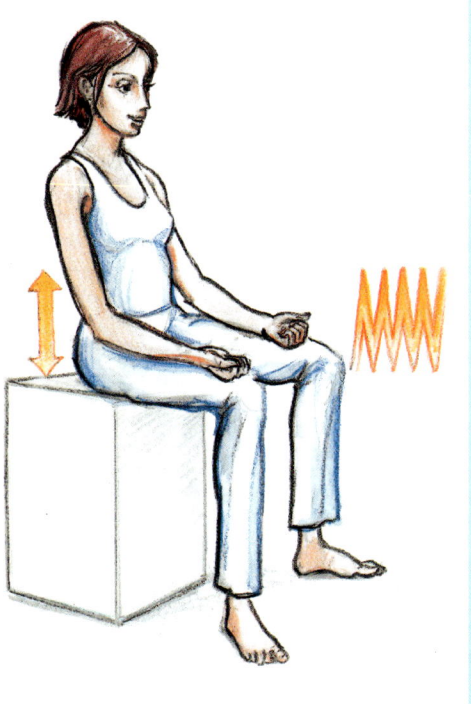

Kraftwerk

die Beckenbodenmuskulatur wieder locker.

Wiederholen Sie das insgesamt dreimal.

Sie atmen aus beim Anspannen und ein beim Lockerlassen.

Wenn Sie diese Bewegung mit der Hand mitmachen, indem Sie langsam die Hand zur Faust ballen und sie ebenso langsam wieder öffnen, mag es Ihnen wieder leichter fallen, sich die Bewegung im Körper vorzustellen.

Dann zählen Sie rasch bis zwanzig. Bei jeder ungeraden Zahl spannen Sie kurz und intensiv an und bei jeder geraden Zahl lassen Sie wieder los. Eins: Anspannen, zwei: Loslassen, drei: Anspannen, vier: Loslassen, fünf: Anspannen, sechs: Loslassen usw. bis zwanzig.

Atmen Sie dabei in Ihrem eigenen Rhythmus weiter.

Dann wechseln Sie wieder das Tempo: langsam anspannen, bis zehn zählen und dabei ausatmen; langsam entspannen, bis zehn zählen und dabei die Luft in die Lungen strömen lassen.

Die gesamte Übung wird insgesamt dreimal gemacht.

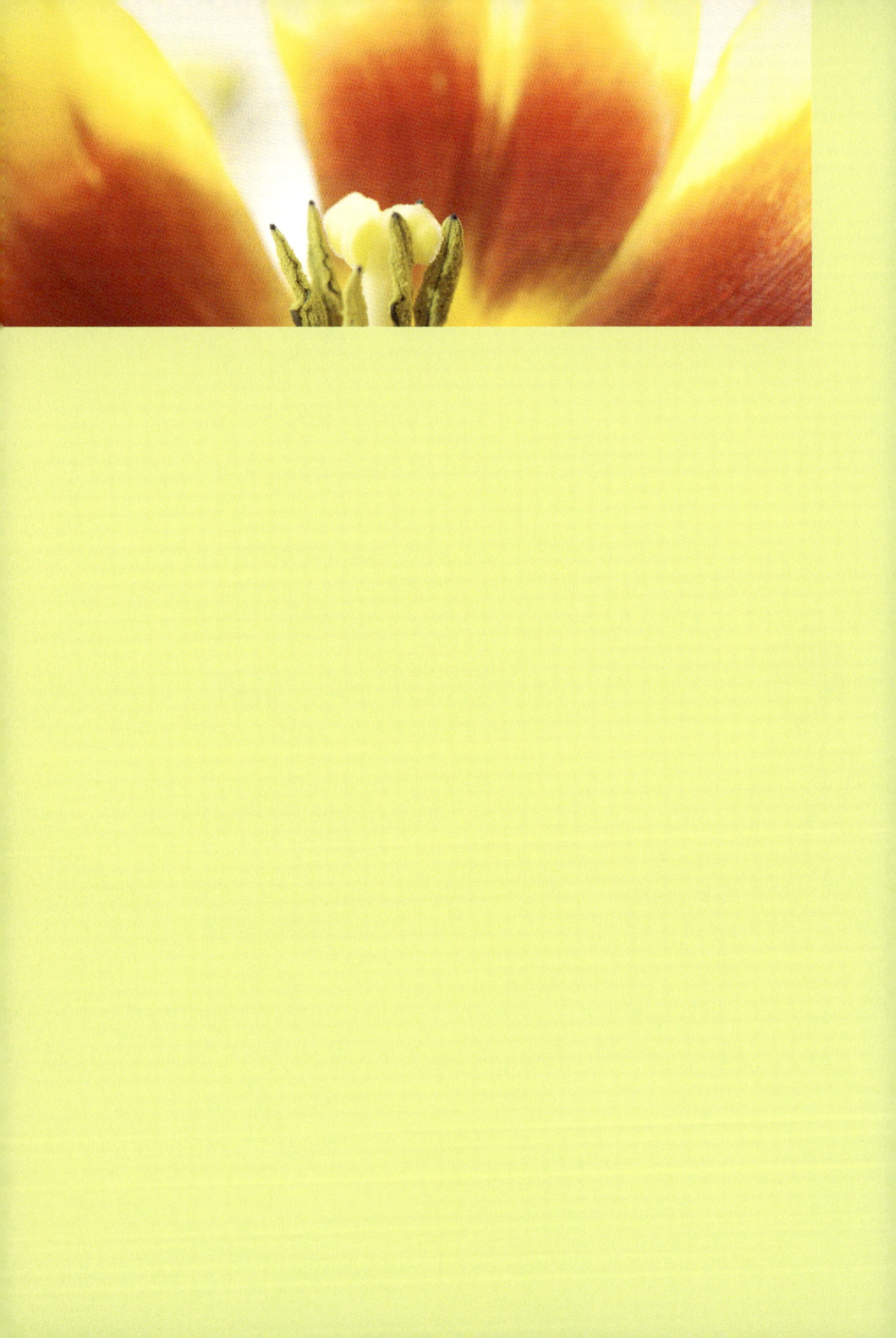

Sexualität

Palast der Sinne

Sexualität ist der kreative Ausdruck universeller Lebensenergie. Körperliche und seelische Anteile durchdringen einander, Menschen begegnen sich. Das Thema beschäftigt Schriftsteller und Wissenschaftler. Sexualität wird aus allen nur denkbaren Blickwinkeln erforscht und beschrieben, scheinbar alles wird kategorisiert, erfasst und gezählt. In regelmäßigen Abständen ist zu lesen, wie oft, wie lange und mit wem der statistische Durchschnittsmensch Sex hat – oder es zumindest bei der Befragung behauptet. Den Statistiken können wir glauben oder nicht: Sie geben uns keine Antwort auf die Frage, wie jeder einzelne Mensch seine Sexualität lebt und wie er zu erfüllteren Liebesfreuden kommt.

Viel interessanter als Zahlen und Statistiken sind die Geschichten, die Menschen erzählen. Annelie erzählt, dass sie manchmal so viel Lust hat, mit ihrem Mann zu schlafen, dass sie es kaum noch aushält, bis sie abends beide zu Hause sind. Beatrix beobachtet, dass sie zu manchen Zeiten lustvoll die Liebe genießt und dann wieder über Wochen hinweg völlig uninteressiert daran ist. Clarissa beklagt sich darüber, dass ihr Mann ihr dauernd auf den Busen schielt, was sie unangenehm findet. Wenn er jedoch ihren Po berührt, dann ist sie hin und weg. Dorothee ist irritiert, dass ihre sexuellen Wünsche so unterschiedlich sind. Mal will sie ganz zart gestreichelt werden, mal kann es gar nicht fest genug sein. Eva und Frauke erzählen beide von ausschweifenden Phantasien, häufig mit mehreren Partnern. Eva würde das gerne auch mal ausprobieren, Frauke will das nicht unbedingt. Julia ist zurzeit an Sex gar nicht interessiert und Hannah würde gern Sex haben, aber es ist gerade kein passender Partner in Sicht. So viele Geschichten, so viele unterschiedliche Wünsche, Bedürfnisse und Empfindungen.

Für die Entdeckung Ihrer eigenen, vielleicht bisher noch geheimen Wünsche und Bedürfnisse können Geschichten von anderen Menschen, erotische Literatur und Fotografie sehr anregend sein. Menschliche Sexualität ist der höchst individuelle Ausdruck eines bestimmten Aspekts einer Person zu einem bestimmten Zeitpunkt, mit oder ohne Partner. Wichtig ist dabei vor allem, inwiefern Sie selber damit glücklich sind – nicht gemessen an dem statistischen Durchschnitt, sondern an Ihren eigenen Wünschen und Bedürfnissen.

Ich möchte Ihnen nun Gelegenheit geben, über einige Fragen nachzudenken.

Was gefällt Ihnen daran, wie Sie Ihre Sexualität jetzt gerade leben?
Und wenn im Moment die Selbstbefriedigung Ihre Form ist: Was ist
schön daran?
Welche Wünsche haben Sie darüber hinaus?
Und was könnte ein erster Schritt sein, diese Wünsche umzusetzen?
Wie spüren Sie erwachendes Begehren?
Wie beginnt die Annäherung (an sich selbst oder an den Partner)?
Was steigert Ihre Erregung?
An welche besonders lustvolle Erfahrung erinnern Sie sich?
Wie lassen Sie die Erregung nach dem Sex ausklingen?
Welche Worte haben Sie für Ihre Sexualorgane, für die männlichen
Organe und für den Liebesakt in seinen verschiedenen Formen?
Was finden Sie an Ihrem Partner / Ihrer Partnerin anziehend?
Befragen Sie alle Ihre Sinne!
Was gefällt Ihnen an anderen Männern / Frauen?
Wenn Sie Ihren Partner / Ihre Partnerin fragen würden: Wie würde
er/sie Sie als sexuelles Wesen beschreiben? Was nimmt er/sie Ihrer
Vorstellung nach wahr?

Den Ort der Liebe erkunden

Ihr Körper ist der Ort der Liebe. Ihn gut zu kennen, ihn liebevoll zu pflegen und seine besonderen Vorlieben zu erfahren kann ihn zu einer Quelle des Vergnügens werden lassen. So kann Ihr Becken zu einem Palast der Sinne werden, den Sie staunend betreten und in dem Sie Genuss und Freude entdecken. Wenn wir ganz ehrlich sind: Manchmal sind wir davon weit entfernt, und anstatt eines prächtigen Palas-tes nennen wir eher eine nur mäßig gepflegte Mietwohnung unser Eigen. Der erste Schritt zur Veränderung kann beginnen, wenn Sie sich jetzt einladen lassen, sich mit der Anatomie Ihrer Liebesorgane genauer zu beschäftigen. Man liebt, was man kennt!

Auch vielen Männern würde es gut tun, mehr über sich und ihren Körper zu wissen, um Leistungsdruck und Unsicherheiten abzu-

bauen. Ein Mann, der sich selbst
mag mit all seinen schönen und
unzulänglichen Seiten, wird ein
besserer Liebhaber sein.

Wenn wir die Liebe einmal als ein
gemeinsames Musizieren betrachten, so sollte jeder Mitspieler sein
eigenes Instrument beherrschen:
seine Möglichkeiten, seine Reaktionen. Wie klingt es am schönsten?
Jede(r) sollte auch seine Noten
kennen: Dann kann gemeinsam
ein wunderbarer Klang entstehen,
das Spiel wird immer virtuoser,
tiefe Harmonie entsteht, Lust
erklingt in den höchsten Tönen.

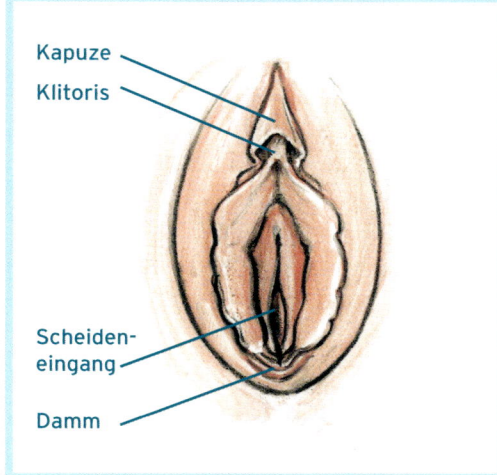

Weibliche Genitalien

Beginnen wir mit den **Brüsten:**
Für manche Frauen sind sie hoch-
sensibles Lustorgan, stolz getragen,
gut genährt und gepflegt; andere
Frauen sind chronisch so unzufrie-
den mit der Form und der Größe
ihrer Brüste, dass sie sich schwer
damit tun, ihnen Freundlichkeit
entgegenzubringen. Anderen wiederum ist der Weg zu ihren Brüsten
durch männliche Begehrlichkeit,
durch abwertende Kommentare
und durch vermeintliche Unzuläng-
lichkeiten in Form oder Größe
verbaut. Bei sexueller Erregung
schwellen die Brüste an; sie werden
praller, üppiger und einladender.
Massieren Sie Ihre Brüste täglich.
Sie haben es verdient. Ein intensives
kreisendes Streichen in beide Richtungen wärmt Ihr Herz. Spüren Sie,

wie die Wärme Ihrer Brüste und
Ihres Herzens in den Bauch
hinunterfließt und dann auch
Ihr Becken füllt.
Nehmen Sie eine Brust in Ihre
beiden Hände und rollen Sie sie
sacht hin und her. Das ist besonders angenehm in den Tagen vor
der Regel, wenn die Brüste sich
gespannt anfühlen.
Und nun zu den **Genitalien:**
Betrachten Sie die Abbildung und
ertasten Sie Ihre Lustorgane im
eigenen Körper. Sie können auch
einen Spiegel nehmen und einmal

genau hinschauen, wie Ihre Schamlippen, Ihre Klitoris und Ihr Scheideneingang aussehen. Die Chinesen nennen den Eingang das Jadetor. Was sind Ihre Worte dafür? Betrachten Sie die Klitoris genauer, wie sie sich – verborgen von den Schamlippen (oder Liebeslippen) – unter ihrer kleinen Kapuze versteckt. Sie schwillt bei Erregung stark an und ist in der Lage, einen Orgasmus auszulösen. Sie ist ein echtes Nervenbündel: Die Konzentration der Nervenfasern ist höher als in den Fingerspitzen und als im Penis. Ihr einziger Daseinszweck scheint zu sein, dass sie uns Vergnügen bereitet.

Der Scheideneingang wird von der achtförmigen Muskulatur umschlossen. Wenn Sie möchten, schauen Sie noch einmal nach auf S. 19. Durch ein Anspannen dieser Muskulatur können Sie den Eingang verkleinern; wenn Sie die Muskulatur locker lassen, entsteht mehr Raum. Bewusst eingesetzt, kann dies ein lustvoller Teil des Liebesspiels sein: Die Spannung rhythmisch zu lockern und sie wieder kraftvoll oder zart aufzubauen, lässt die Erregung steigen. Bei manchen Frauen allerdings ist die Anspannung des Muskels nicht ihrem Willen unterworfen: Sie erleben einen Scheidenkrampf. Dieser verhindert das Eindringen des Penis und ist sehr unangenehm und schmerzhaft. Es mag gute Gründe dafür geben, seien es aktuelle oder biographische, sich vor dem Eindringen zu schützen. Diesen Gründen können Sie nachforschen, wenn Sie mögen und wann Sie das mögen. Vielleicht finden Sie mit Hilfe einer kompetenten Beraterin Lösungen dafür, wie Sie diesen unangenehmen Zustand verändern oder besser damit umgehen können.

Regelmäßige Beckenbodenübungen, das zarte schmetterlingsleichte Anspannen und Loslassen, das Lächeln mit dem Beckenboden, das Küssen (siehe S. 56) und Kirschenessen (siehe S. 36) sind allesamt Übungen, die die Spannung der Muskulatur harmonisieren.

Im Gegensatz zu den tieferen Anteilen der Scheide ist auch der Scheideneingang hoch empfindsames und hoch erregbares Gewebe. Manche Frauen erleben, dass aus diesem Bereich beim Orgasmus eine mehr oder minder große Flüssigkeitsmenge austritt. Sie ist nicht zu verwechseln mit Urin, sondern ist ein Zeichen größter Lust.

An der Vorderwand Ihrer Vagina befindet sich ein weiteres Schwellgewebe. Dieses Gewebe ist großflächig; es ist etwa an der Rückseite der Harnröhre angelegt. Wenn Sie einmal in Ihre erregte Vagina hineintasten, können Sie es als etwas rubbeliges, schwammartiges

Gebilde an der Vorderwand der Vagina spüren. Noch konzentrierter sind die Empfindungen an drei Punkten, die wie eine Perlenkette übereinander in diesem Gewebe angeordnet sind. Vielleicht kennen Sie schon den einen von ihnen, der als der G-Punkt bezeichnet wird. Das G könnte auch für «Genuss» stehen, meint aber «Gräfenberg», den Namen eines Arztes, der diesen Punkt 1950 beschrieben hat. Die beiden anderen Punkte befinden sich knapp darunter bzw. darüber. Die Stimulation dieses Teils der Vagina mit dem Penis – vorzugsweise von hinten – oder den Fingern ist oft auf eine intensive Weise lustvoll; die Frau kann das erleben, was man einen vaginalen Orgasmus nennt.

Manche Frauen erleben sowohl klitorale als auch vaginale Orgasmen, andere nur eine Form des Orgasmus. Was ist der Unterschied? Der Ort des Vergnügens ist ein anderer: Die Klitoris befindet sich eher außen, die Scheide dagegen tief im Körper. Zum anderen wird die Qualität unterschiedlich beschrieben. Viele Frauen empfinden einen klitoralen Orgasmus eher als grell, scharf und klar, einen vaginalen dagegen als tiefer und dumpfer. Ob nun der vaginale oder der klitorale Orgasmus als schöner oder intensiver empfunden wird, das entscheidet jede Frau für sich.

Haben Sie schon nähere Bekanntschaft mit diesem Flügel Ihres Lustpalastes gemacht? Haben Sie schon herausgefunden, dass es die Empfindungen verstärkt, wenn Sie die Beckenbodenmuskulatur anspannen und entspannen, wenn Sie sie nach innen hochziehen? Ein Spiel mit der Spannung in diesem Bereich bringt Spannung ins Spiel: Die Erregung steigt. Da auch

Lustpunkte

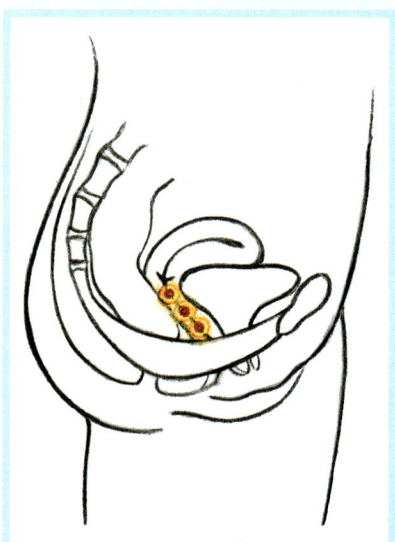

sexuelle Reaktionen umso intensiver ablaufen, je mehr sie «trainiert» werden, kann es vom ersten Entdecken dieser Region bis zum intensiven Lustgefühl eine Weile dauern: Viel Vergnügen bei Ihren ganz persönlichen Erfahrungen!

Das obere Drittel der Vagina wird vom innersten Beckenbodenmuskel, dem fächerförmigen Muskel, umschlossen. Vielleicht ist es eine schöne, erotische Vorstellung, dass er die Scheide und die Gebärmutter wie eine zärtliche Hand sicher, warm und behutsam in sich birgt. Der fächerförmige Muskel bewegt das Becken vor und zurück. So entstehen bei steigender Erregung die wiegenden Bewegungen ganz natürlich. Wenn Sie diese Bewegungen bewusst verstärken und wenn Sie Ihre Beckenbodenmuskulatur dazu einsetzen, können Sie die Lust weiter steigern.

Wenn die Erregung nun ihren Höhepunkt erreicht und der Orgasmus einsetzt, kommt Bewegung in die Muskulatur. Rhythmische Kontraktionen lassen die Muskeln zucken, auch die Gebärmutter spielt mit. Der Boden bebt, oft für längere Zeit, und manchmal gibt es noch Nachbeben: kleine Schwestern der großen Lust, die noch etliche Minuten danach zu spüren sind.

Es ist leicht einzusehen, dass die Empfindsamkeit der Muskulatur und ihre Kraft einen Einfluss auf die Intensität des Pulsierens haben. Beim Orgasmus kontrahieren sich alle Beckenbodenmuskeln. Erinnern Sie sich noch einmal an die Übung «Kraftwerk» (siehe S. 44): So ist leicht vorstellbar, wie dieses Pulsieren die Körperenergie bis hinauf ins Hirn transportiert.

Viele Menschen beschreiben, dass Sex ihren Energiehaushalt ordnet. Danach können sie gut schlafen oder fühlen sich nach einer kurzen Ruhephase topfit.

Zyklen der Sinnlichkeit

All diese Räume sind in Ihrem Palast der Sinne zu finden. Sie haben die Möglichkeit, erregbar zu sein, und sie können höchste Lust bereiten. Das bedeutet aber nicht, dass Sie auch ständig bereit dazu sind. Ungestört zu sein, Zeit zu haben und eine angenehme Umgebung sind sicher gute Voraussetzungen für lustvoll erlebte Sexualität. Aber das ist nicht alles: Das weibliche Begehren kommt und geht, häufig beeinflusst vom Zyklus und von anderen Faktoren. Viele Frauen beschreiben, dass sie um den Eisprung herum empfänglicher sind; dann ist häufig auch die Vagina feuchter, die Brüste sind ein wenig lockender. Oft ist es die Zeit nach dem Eisprung und nach der Menstruation, in der Frauen weniger erregbar sind, weniger Lust auf Sex haben.

Das Interesse an der körperlichen Liebe wandelt sich auch im Lauf des Lebens zyklisch. Zeiten großer Leidenschaft folgen auf Phasen geringeren sexuellen Interesses; Wünsche nach ruhigem, zärtlichem Sex wechseln sich mit heftigem, schnellem Begehren ab: ein Ansteigen und Abschwellen bis ins hohe Alter hinein.

Wie sieht Ihr erotischer Rhythmus aus?
Gibt es einen Zusammenhang mit Ihrem Zyklus?
Zu welcher Tageszeit sind Sie eher erregbar?
Welche Faktoren führen außerdem dazu, dass Sie Interesse an der Liebe haben, dass Sie Ihre Fühler ausstrecken und auf eine sinnliche Antwort hoffen?
Wenn Sie rückblickend auf die Muster Ihrer Sinnlichkeit in Ihrem Leben schauen: Was wird Ihnen deutlich?
Wann waren Sie mehr, wann weniger interessiert? Können Sie Gründe dafür erkennen?
Was erwarten Sie für Ihr zukünftiges Leben?
Zeichnet sich als Nächstes eine eher ruhige oder eine eher aufregende Zeit ab?

Die weibliche Lust ist dadurch gekennzeichnet, dass sie die Frau in einen Zustand von Offenheit und aktiver Empfänglichkeit versetzt. Ihre Kraft drückt sich darin aus, dass sie zugreift, umschließt und aufnimmt. Hingabe und Kraft spielen gleichermaßen eine Rolle. Wenn wir davon ausgehen, dass die körperliche Offenheit auch mit einer seelischen einhergeht, könnte es ein guter Rat für Frauen sein, sich nur mit solchen Männern einzulassen, die sie auf eine stärkende Weise erfüllen.

Es ist leicht vorstellbar, dass ein Mann, für den Sexualität ein Spannungsabbau nach einem anstrengenden Tag ist, seine Partnerin gleichsam als Blitzableiter benutzt.

Oft fühlen sich Frauen durch solche Sexualität eher gekränkt, geschwächt, angestrengt oder frustriert; die gemeinsame Musik hat einen schrillen Missklang. Sicher, ein Orgasmus wirkt spannungsregulierend; aber wenn es nur darum geht, empfehlen Sie Ihrem Partner besser in aller Freundlichkeit die Selbstbefriedigung.

Im günstigen Fall ist eine befriedigende Sexualität ein Energieaustausch zwischen den Partnern. In China gibt es die Vorstellung, dass die Frau den Mann durch ihre Scheidenflüssigkeit nährt und dass der Mann seinerseits seine Partnerin mit seinem Samen stärkt. Ob das für uns auch eine interessante Idee sein könnte, die dazu führt, dass wir unsere Lust achtsamer leben?

Den Palast pflegen

Sie haben nun den Ort des Vergnügens etwas genauer kennen gelernt. Darüber hinaus gibt es natürlich noch eine Fülle weiterer Körperregionen, deren Berührung lustvolle Gefühle hervorruft. Nun können Sie vielleicht noch bewusster die Verantwortung dafür übernehmen, was dort geschieht. Sie sind die Herrin des Palastes. Pflegen Sie Ihre eigene Sexualität, denn sie schenkt Ihnen Vergnügen und Kraft und unterstützt einen harmonischen Energiehaushalt. Frauen, die ein aktives Sexualleben haben, leiden z. B. in geringerem Maße an Beschwerden in den Wechseljahren (Seehafer, 2001).

Manche Frauen haben sich resigniert mit einer lustlosen Sexualität abgefunden. Gibt es etwas, was Sie verlocken könnte, wieder mehr Wünsche zu entwickeln? Beim Orgasmus schüttet der Körper das Antistresshormon Oxitoxin aus. Die Immunabwehr wird dadurch gesteigert, die Sauerstoffversorgung verbessert sich, und Ihre Haut wird besser durchblutet. Macht Liebe schön? Macht Liebe vielleicht auch glücklich? Oxitoxin sorgt für absolute Entspannung und ist ein Gegenspieler des Stresshormons Cortisol. Allerdings wird Oxitoxin nicht nur bei sexueller Erregung aktiv. Auch zarte, angenehme Berührungen können seine Produktion auslösen. So können sanfte Massagen einen seelischen Durchhänger manchmal ebenso lindern wie ein rauschender Liebesakt.

Der Schlüssel zu einer erfüllteren

Sexualität liegt oft im sinnvollen Gebrauch des Beckenbodens. Wie Sie sich vielleicht aus Kapitel 1 erinnern, hat ein aktiver Beckenboden eine gute Verbindung zum Gehirn. Wo viel ist, kann auch viel gespürt werden. Außerdem ist ein aktiver Beckenboden gut durchblutet, und ein gut durchblutetes Gewebe ist empfindungsfähiger. Regelmäßiges Massieren des Beckenbodens, sich selbst anschauen, sich selbst betasten, die Freude an dem Wunder der eigenen Anatomie und das Spiel mit der Anspannung und der Entspannung der folgenden Übungen können dazu beitragen, dass Ihre Sexualität lebendiger wird.

Stellen Sie sich vor, Ihre Sexualität ist ein zauberhafter Garten voller vielleicht noch unentdeckter Schönheiten, mit verborgenen Quellen, mit Knospen, die sich noch öffnen werden, und mit reifen Früchten, die Sie schon jetzt ernten können. Als gute Gärtnerin pflegen Sie alles sorgfältig, beseitigen Wildwuchs, wo er stört, und freuen sich am Wachstum. Immer wieder staunen Sie über die Weisheit, die Kraft und die Schönheit Ihrer Natur.

Küssen

Der Beckenboden und der Mundbereich reagieren auf eine ähnliche Weise. Wenn Sie nun den Mund zu einem Kuss formen und knallend die Luft küssen, so lassen Sie Ihren Beckenboden mitküssen.

Diese kleinen raschen Kontraktionen sind im besonderen Maße dazu angetan, die Empfindsamkeit und die Durchblutung des Beckenbodens zu verbessern. Probieren Sie es doch einmal aus, wenn Sie mit Ihrem Partner schlafen: Küssen Sie seinen Penis mit dem Beckenboden. Ob er das wohl spürt?

Lächeln

Wenn Ihr Gesicht entspannt ist, hat auch Ihr Beckenboden die Gelegenheit, sich zu lösen. Lächeln Sie mit dem Mund und lächeln Sie einmal ebenso freundlich mit dem Beckenboden. Das können Sie sich zur Gewohnheit machen: Lächeln Sie regelmäßig Ihrem Spiegelbild zu, mit Mund und Beckenboden. Immer wenn Sie in der Öffentlichkeit lächeln, lassen Sie Ihren Beckenboden mitlächeln. Das sieht unter Garantie niemand und macht Ihr sichtbares Lächeln nur noch strahlender.

Beckenwellen

Legen Sie sich auf den Rücken und winkeln Sie die Beine an.

Jetzt spannen Sie vom Steißbein her zum Schambein hin den Beckenboden an wie ein elastisches Band, ziehen das Schambein zum Nabel und lassen wieder los.

Mit dem Ausatmen spannen Sie

an, mit dem Einatmen lassen Sie wieder los. So entsteht eine Wellenbewegung.

Erlauben Sie Ihrer ganzen Wirbelsäule, dieser Bewegung zu folgen, denn Sie wissen ja: Die sexuelle Energie steigt durch die Energiezentren hinauf. Machen Sie diese Bewegung so lange, bis sie ganz weich wird, und spüren Sie, wie Ihr Atem, Ihr Becken und Ihr Beckenboden einen harmonischen Rhythmus finden.

Diese Wellen können Sie auch zusammen mit Ihrem Partner erkunden. Ein wunderbares Wiegen und Gewiegt-Werden entsteht, ein Kommen und Gehen, eine harmonische Bewegung zu zweit.

Liebeskugeln

Anknüpfend an östliche Traditionen, die schon immer viel Wert darauf gelegt haben, dass Frauen ihren Liebespalast pflegen und trainieren – leider wie in den meisten patriarchalisch bestimmten Gesellschaften weniger zu ihrem eigenen Lustgewinn als zu dem des Mannes –, können Sie auch mit Liebeskugeln Ihren Beckenboden trainieren. Liebeskugeln haben etwa einen Durchmesser von 2,5 cm (Bezugsquelle für die Kugeln siehe Anhang). Sie sind mit Latex überzogen und miteinander verbunden. In jeder Kugel, die unter der Latexhülle einen Metallmantel hat, rollt jeweils eine kleine Metallkugel. Wenn Sie nun die Kugeln in die Scheide einführen und damit Ihren üblichen Verrichtungen nachgehen – stehen, sitzen, gehen oder liegen –, stößt bei jeder Bewegung die kleine innere Kugel an die Wand der äußeren Kugel. Es entsteht ein kleiner Massageimpuls. Jeder kleine Impuls ist wieder ein Nervensignal vom Beckenboden ans Gehirn und dient auf diese Weise dazu, die Sensibilität und die Durchblutung zu verbessern.

Sie können auch ein kleines Spielchen mit sich spielen. Wenn Sie sich hinlegen oder auch -stellen und an dem Band der Kugeln ein wenig ziehen, dann greifen Sie gleichzeitig mit dem Beckenboden so fest zu, dass die Kugeln nicht hinausrutschen können. So können Sie die Kraft und die Ausdauer der Beckenbodenmuskulatur trainieren.

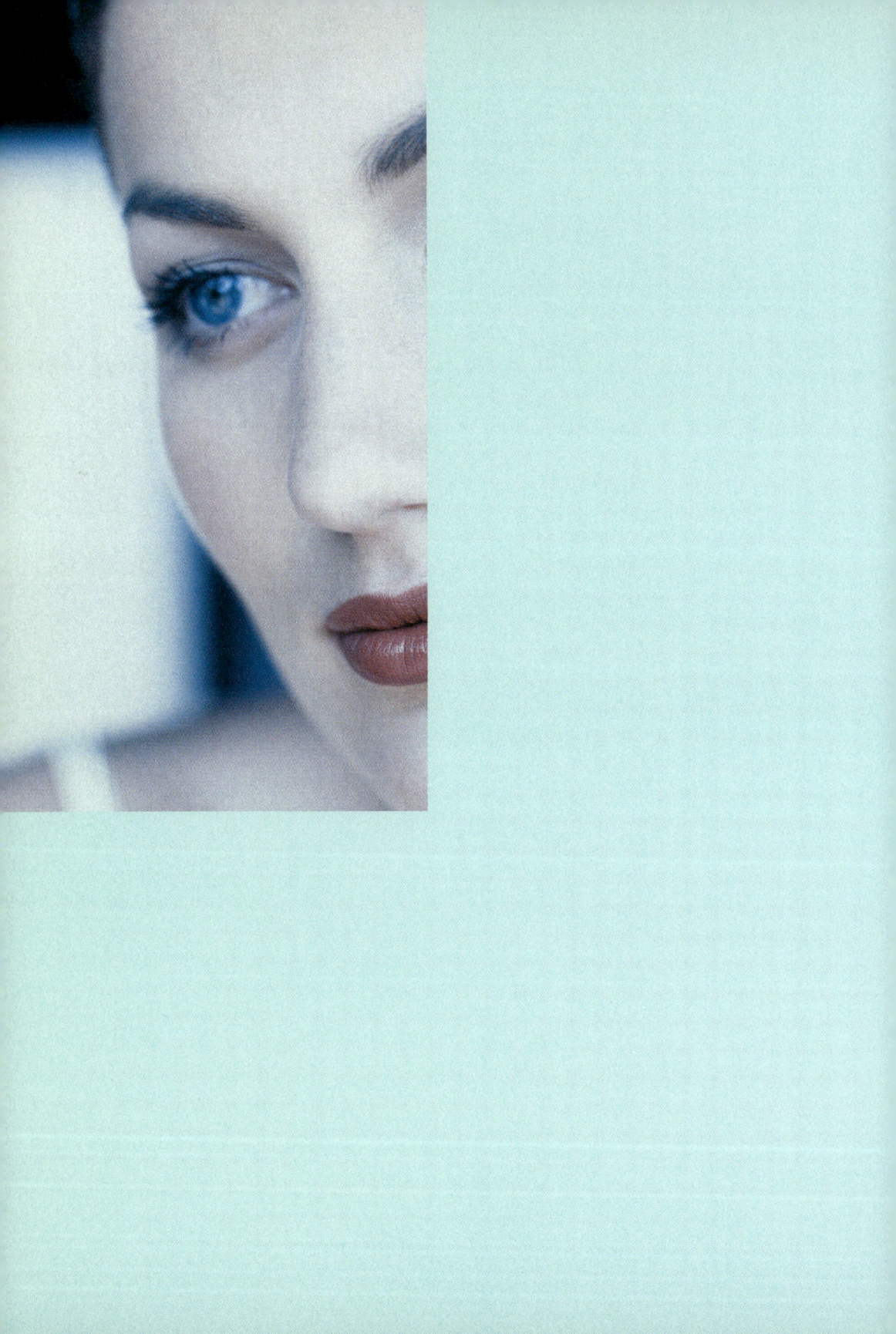

Gezeiten

des Frauenlebens

Die Gezeiten des Lebens hinterlassen Spuren im Körper. Es scheint so, als ob in Körperzellen über Jahrzehnte hinaus Erinnerungen an intensiv erlebte Gefühle gespeichert würden. Selbst wenn die einzelne Zelle längst zugrunde gegangen ist, wird die Information an ihre Nachfolgerin vererbt. Im Beckenboden scheinen vor allem Erlebnisse gespeichert zu werden, die mit allen Bereichen von Sexualität, mit Kraft und Lust und auch mit Grenzüberschreitungen und Selbstbehauptung zu tun haben. Der weibliche Beckenboden ist dabei ungleich stärker betroffen als der männliche, denn er ist das Tor zwischen dem Inneren des Körpers und der Umwelt, das sowohl beim Geschlechtsverkehr als auch bei der Geburt eines Kindes durchschritten wird (manchmal auch auf eine Weise, der seine Besitzerin nicht zugestimmt hat).

Zu den jeweils individuellen Ereignissen kommen Erfahrungen hinzu, die wir nicht selbst gemacht haben, mit denen wir aber eng verbunden sind. Sogar über Generationen hinweg werden Erfahrungen weitergegeben, die zur Familiengeschichte gehören: der sexuelle Übergriff, den unsere Mutter erlebt hat, oder die kraftvolle, aber nicht ausgelebte Erotik der Großmutter. Zur kollektiven weiblichen Erfahrung, dass Frauen an dieser Stelle ihres Leibes verletzbar sind, gehören auch Darstellungen sexueller Gewalt an Frauen wie z. B. Berichte über Klitorisverstümmelungen oder über Vergewaltigungen als Teil der Kriegsführung.

Traumatische Erfahrungen jeder Art können die Funktion des Beckenbodens deutlich beeinträchtigen, ebenso wie das Erleben von Kraft, Selbstbestimmung und Kompetenz ihn stärken kann.

In diesem Kapitel geht es darum, solchen negativen Erfahrungen nachzuspüren und Möglichkeiten ihrer Bewältigung zu entdecken. Ich möchte dabei drei Aspekte hervorheben:

1. Der Blick auf die Vergangenheit: Die unangenehmen Erfahrungen als solche anerkennen

Glückliche und leidvolle Erfahrungen liegen oft sehr dicht nebeneinander und sind in der Erinnerung miteinander verwoben. Oft kann erst dann die freudige Lebenskraft gelöst und wieder richtig wirksam werden, wenn deutlich wird, dass es Erlebnisse gab, die unangenehm waren, und andere, vielleicht sogar mit derselben Person, die schön waren. Es ist dabei nicht unbedingt notwendig, sich genau an Details zu erinnern, das wäre unnötig schmerzhaft. Sich rückblickend zu erlauben zu sagen: «Ja, das habe ich damals als unangenehm empfunden!», ist ein wichtiger Schritt zu sich selbst.

Jede Person hat ein Recht auf ihre subjektive Bewertung einer erlebten Situation. Über die konkreten Verletzungen ihrer körperlichen Selbstbestimmung hinaus erleben Frauen allzu häufig, dass ihre Beurteilung des Geschehens nicht anerkannt wird: «Das war doch nicht so schlimm! Eigentlich hat er es ja nicht so gemeint! Vielleicht wolltest du es ja selbst!» usw. Sich selbst und anderen einzugestehen, dass eine sexuelle Erfahrung, ein Erlebnis beim Arzt oder eine hässliche Filmszene als höchst unangenehm empfunden wurden oder verletzt haben, erfordert oft Mut. Ein Austausch mit anderen Frauen in freundlicher, offener Atmosphäre macht es leichter.

2. Erfahrungen in der Gegenwart: Neue körperliche Wahrnehmungen machen

Wenn auch die Erinnerung an frühere Erlebnisse nicht auszulöschen ist, ist es jedoch möglich, nach und nach anderen Lebenserfahrungen, vergangenen ebenso wie gegenwärtigen und zukünftigen, mehr Aufmerksamkeit zu schenken und ihnen mehr Raum zu geben. Bei der bewussten Erkundung des eigenen Körpers, bei an-genehmen Übungen und bei liebevollen Begegnungen mit anderen Menschen entstehen neue Eindrücke, die im Körper und in der Seele gespeichert werden. So kann neben die schmerzliche Erinnerung die lust- und kraftvolle Erfahrung treten.

Wenn wir uns die gespeicherten Ereignisse im Leben eines Menschen als eine Bibliothek vorstellen, dann kommen zu den bedrückenden Geschichten und den medizinischen Fachbüchern die aufregenden Bände von Forschungen und Entdeckungen und vielleicht auch bezaubernde Märchen von Lust und Liebe hinzu.

3. Visionen für die Zukunft: Innere Bilder finden

Phantasiereisen können ein Potenzial wecken, das in jedem Menschen schlummert: etwas zur eigenen Heilung beitragen zu können. Heute wissen wir – und schamanische Heiler überall auf der Welt haben es schon lange gewusst –, dass innere Bilder einen Einfluss auf körperliche Funktionen haben.

Denken Sie nur einmal intensiv an eine Zitrone, die gerade vor Ihren Augen aufgeschnitten wird, und spüren Sie, wie Ihnen dabei das Wasser im Mund zusammenläuft. Ihr Körper reagiert deutlich auf eine innere Vorstellung.

Inzwischen gibt es eine Fülle von

Erfahrungen, die belegen, dass Bilder von Kraft und Gesundheit dem Körper einen Weg dorthin weisen können. Ob und wann er diesem Weg folgt, liegt allerdings nicht in unserer Macht. Unsere Phantasie scheint trainierbar zu sein. Wenn diese innere Vorstellung zunächst eher vage war, kann sie doch beim nächsten Mal vielleicht schon klarer sein.

In diesen drei Aspekten – die Vergangenheit (neu) zu bewerten, in der Gegenwart bewusst gute Erfahrungen wahrzunehmen und für die Zukunft Visionen zu entwickeln – liegen viele Chancen, damit aus belastenden Erfahrungen neue Kräfte wachsen können.

Jedes Lebensalter hat nun seine ganz speziellen Erfahrungen von Lust und Leid. Ob Sie, die Leserin dieses Buches, noch sehr jung sind oder ob Sie sich bereits mit dem Älterwerden beschäftigen – in den folgenden Beschreibungen können Sie vielleicht auch dann Interessantes entdecken, wenn es nicht um Ihre aktuelle Lebensphase geht.

Heranwachsen

Können Sie sich noch daran erinnern, wie Sie als kleines Mädchen entdeckt haben, dass zwischen Ihren Beinen so ein ganz besonderes Kitzeln entsteht, wenn Sie sich da berühren? Oder dass es beim Fahrradfahren dort angenehm kribbelt? Erinnern Sie sich an dieses Flattern im Bauch, an das Gefühl tief unten, innen? Ein lustvolles Gefühl! Gleichzeitig war das vielleicht auch irritierend, weil es da diese Ahnung gab, dass das verboten sein könnte. Es gab in der Alltagssprache ja auch kaum Worte für das eigene Geschlecht – nur solche, die man nicht benutzen durfte, die auch gar nicht

schön waren. Viele Erfahrungen erwachender Sexualität sind zwiespältig, schön und verwirrend zugleich.

Für viele heranwachsende Mädchen ist ihre Kindheit und Jugend durch das Erleben sexueller Übergriffe belastet, das nach vorsichtigen Schätzungen 25 – 35 % der Frauen und Mädchen betrifft (Deutscher Kinderschutzbund, 2001), meistens verursacht von Männern der nahen familiären oder nachbarlichen Umgebung. Eine Mutter, die sich und vielleicht auch ihre kleine Tochter nicht vor Übergriffen schützen kann oder will, hinterlässt

Gefühle von Verwirrung und Wut. Aber auch durch die Konfrontation mit einer abwertenden Einstellung gegenüber Frauenkörpern, z. B. in obszönen Witzen, in Pornoheften oder -filmen, wird die natürliche Entwicklung der Balance von Öffnen und Abgrenzen empfindlich gestört. Es entsteht eine Unklarheit darüber, wann nein sagen erlaubt ist und wie es durchzusetzen ist. Auf der körperlichen Ebene kann sich das darin ausdrücken, dass die Muskulatur unentschieden reagiert, schlecht koordiniert ist oder sich dauerhaft zu verschließen versucht und der Muskel starr und unflexibel wird.

Auch die erwachende weibliche Sexualität eines Mädchens, die eine Quelle von Kraft, Selbstbewusstsein und Energie sein und den Stolz darauf wecken könnte, zur Frau zu werden, bringt die Heranwachsende eher in Gefahr. Das Mädchen, das seine Lolita-Reize ausprobiert, riskiert, dass die (ältere) männliche Umwelt die Sache gründlich missversteht und als Aufforderung zu sexuellen Handlungen ansieht. Dabei wollte es vielleicht nur die Reaktion testen, aber nun traut es sich nicht, nein zu sagen. Ein großes Missverständnis und wieder eine Grenzverletzung, verbunden mit der quälenden Frage: Bin ich daran selbst schuld?

Gesellschaftlich vermittelte Schönheitsideale können den Stolz Heranwachsender auf ihren Körper nachhaltig untergraben. Sich selbst mit Diäten zu traktieren gilt schon als völlig normal, den Körper gnadenlos einer operativen Veränderung zu unterziehen wird immer selbstverständlicher. So viel Missachtung des Natürlichen hinterlässt Spuren, auch bei denen, die sich selbst nicht trauen oder Eingriffe ablehnen.

Spuren im Beckenboden hinterlassen auch die Erinnerungen an schmerzhafte Verletzungen (Pfählungsverletzungen), wie sie bei Unfällen im Kindesalter vorkommen können; ebenso geht der Schmerz von Harnwegsentzündungen, vor allem, wenn diese regelmäßig auftreten, nicht spurlos am Beckenboden vorbei. Ob solche Entzündungen die Ursache oder die Folge eines gestörten Energiehaushaltes im Beckenbereich sind: Wer kann das schon sicher sagen?

In der Vergangenheit erlittene Kränkungen tauchen manchmal erst dann auf, wenn die Frau durch ihre aufmerksame Zuwendung zu ihrem Beckenboden, durch Übungen und Gespräche daran rührt. Es kann passieren, dass Sie beim Spielen mit Ihrer Beckenbodenmuskulatur an schmerzhafte Erinnerungen stoßen oder einfach nur ein Unbehagen spüren, die Übung weiterzumachen. Halten Sie es für möglich, dass es sich nicht nur um Trägheit handelt, was Sie jetzt daran hindert, weiter zu trainieren, sondern dass Sie gute Gründe haben, an diesen Stellen behutsam mit sich umzugehen!

Vielleicht brauchen Sie ein klärendes Gespräch oder einfach einen geschützten Raum, um sich einmal gehen zu lassen, vielleicht auch, um zu weinen, damit diese Spuren nach und nach verwischen können. So wird der Weg frei für neue Erfahrungen. Wenn Sie ihn beschreiten, hinterlassen Sie ihre eigenen Spuren. Suchen Sie das Gespräch mit sich selbst, sprechen Sie mit Ihrer Freundin, Ihrer Mutter, Ihrem Partner oder suchen Sie sich eine kompetente Therapeutin.

Machen Sie die Übungen, die Ihnen gefallen und aktuell gut tun. Das lebendige Spiel Ihrer Beckenbodenmuskeln unterstützt den Prozess inneren Wachstums. Während Ihre Seele auf dem Weg ist, heil zu werden, gibt der Körper die hoffnungsvolle Information: Hier bewegt sich etwas, hier erwacht neben der Schwächung eine ureigene Kraft.

Wenn Sie mögen, lade ich Sie ein zu einer kleinen Reise nach innen, die einen Beitrag zu Ihrer Heilung leisten kann.

Ein Blick nach innen: Spuren legen

Schaffen Sie sich eine behagliche Umgebung, angenehm warm. Das sichere Gefühl, jetzt nicht gestört zu werden.

Vielleicht trinken Sie noch ein Glas Wasser, Wasser reinigt.

Haben Sie eine CD mit Meeresgeräuschen, die Sie jetzt leise hören möchten? Haben Sie ein Bild vom Meer, das Sie gern anschauen? Machen Sie es sich bequem, sitzend oder liegend. Gönnen Sie sich ein paar bewusst ruhige Atemzüge. Lauschen Sie der Musik, schauen Sie das Bild an, spüren Sie das Aus- und Einatmen.

Stellen Sie sich vor Ihrem inneren Auge das Bild des Meeres vor: Das Kommen und Gehen der Wellen, stetiges Aus- und Einatmen. Große mächtige Wellen, mit Orgelklängen, oder kleine, zarte. Berge und Täler, Höhen und Tiefen.

Es ist gut zu wissen: Die einzelne Welle vergeht, und das Meer bleibt, beständig, sicher, ewig.

Stellen Sie sich vor, Sie stehen im Sand. Spüren Sie, wie Ihre Füße festen Kontakt zum Boden haben. Während Sie mit den Fersen noch etwas tiefer in den Sand einsinken, können Sie vielleicht schon jetzt spüren, wie Ihr Atem leichter wird, wie sich Ihr Brustkorb mit dem Ein- und Ausatmen befreit.

Wenn Ihre Füße nun in Ihrer Vorstellung guten Kontakt zum Boden haben, erlauben Sie sich, in Ihrem Becken bequem zu ruhen.

Vielleicht erinnern Sie sich an die Schale Ihres Beckenbodenmuskels, die Sie hält und trägt.

Der Kopf wird frei und leicht. Vielleicht können Sie wahrnehmen, wie das Licht des Himmels Sie einhüllt. Und so, fest verankert in der Erde, im Becken ruhend, mit freiem Atem und leichtem Kopf, blicken Sie zu Boden und sehen vor sich im Sand die Spuren der Wellen.

Stellen Sie sich das Riffelmuster vor, das die kleinen festen Wellen im Sand hinterlassen, das Abbild der lebendigen Wellen des Meeres, das sich nach jeder Flut ein wenig verändert.

Durch dieses harmonische Wellenmuster ziehen sich Fußabdrücke von kräftigen Schuhen. Sie zerstören das Muster, berauben es seiner Harmonie.

Spüren Sie weiterhin Ihren festen Kontakt zum Boden, die Sicherheit in Ihrem Becken, den freien Atem und den Kopf, der sich leicht und frei in den Himmel streckt.

Und dann stellen Sie sich vor, wie die nächste Flut kommt, wie jede Welle, die heranrollt, die harten Spuren dieser Schuhe verwischt, sie weicher und weicher werden lässt.

Sie wenden Ihren Blick in eine andere Richtung, unberührter

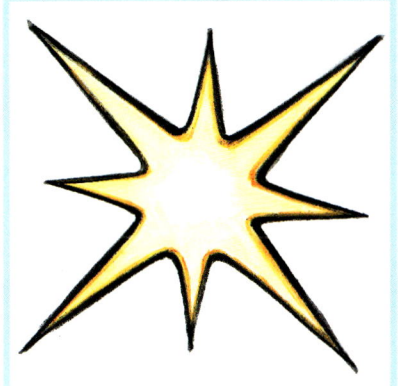

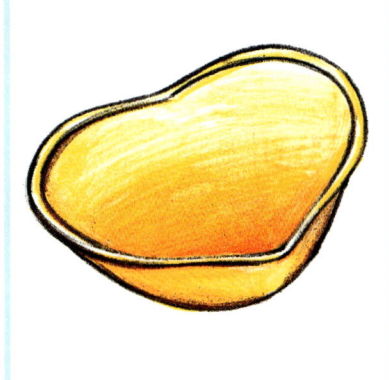

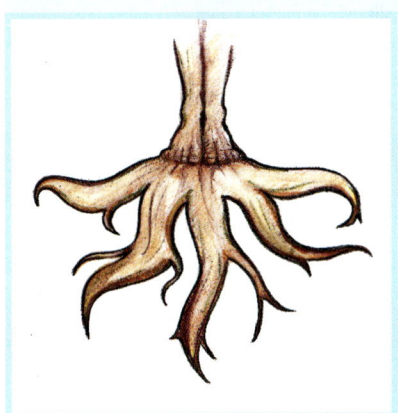

Sand liegt vor Ihnen. Wenn Sie mögen, können Sie sich nun vorstellen, Sie gehen los! Sie setzen Ihre nackten Füße in den Sand, legen neue Spuren, Ihre eigenen. Betrachten Sie die Abdrücke, die Sie hinterlassen haben: Ihre Füße, Ihre Spuren im Sand, Ihr Lebensweg. Vielleicht können Sie sich jetzt noch wohler fühlen, noch sicherer im Becken, freier im Atem, leicht ums Herz.

Die fruchtbaren Jahre

Fruchtbar können die Jahre des Erwachsenseins auf vielerlei Weise sein. Ausbildung und die Verwirklichung eigener beruflicher und kreativer Möglichkeiten waren für Frauen wohl noch nie in dem Maße möglich wie heute, auch wenn Frauen noch immer nicht die gleichen Chancen auf Karriere und ein gutes Einkommen haben wie Männer. Sexualität darf und kann auf vielerlei Weise gelebt werden. Gleichzeitig existiert da mit der Menstruation die monatliche Erinnerung daran, dass der weibliche Körper noch eine ganz andere Möglichkeit in sich trägt: schwanger zu werden, ein Kind auszutragen, es zu gebären und zu stillen. Eigentlich ein Grund, froh und stolz zu sein. Gleichzeitig ist da aber die Qual, zur richtigen Zeit die richtige Entscheidung zu treffen und die letztlich unabsehbaren Folgen zu tragen. Wenn wir ehrlich sind, ist es nicht nur unser Bewusstsein, das uns den einen oder den anderen Weg einschlagen lässt; es ist etwas Unwägbares tief in uns, das seine Entscheidung trifft, unser Denken begründet es dann. «Deine Kinder sind nicht deine Kinder, sie sind die Sehnsucht des Lebens nach sich selbst», sagt der Philosoph Khalil Gibran.

Auch für den Verlauf von Schwangerschaft und Geburt können wir nur gute Rahmenbedingungen schaffen. Ob es letztlich wunschgemäß geht, entscheiden nicht wir, nicht die Mütter und auch nicht die Ärzte oder Hebammen.

Gute Bedingungen sind gegeben, wenn die Frau aufmerksame, liebevolle und fachkundige Hilfe bekommt, damit ihr Körper seine Arbeit tun kann. Dann kann sie die unbändige Kraft der Wehe arbeiten lassen. Wenn ihr ein Gefühl von Sicherheit und Intimität vermittelt wird, kann sie ihrem Körper und ihrer Seele erlauben, sich unvorstellbar weit zu öffnen. Sie kann die

Erfahrung machen, dass Kraft und Hingabe zur gleichen Zeit wirksam sind. Und sie kann nach der Geburt ein Gefühl von Stolz auf sich, ihren Körper und ihr Baby entwickeln. Allerdings sind die Bedingungen häufig nicht so. Mutterschaft war schon immer ein Gesundheitsrisiko für Frauen und ist es auch heute noch. In manchen armen Ländern der Welt sind Frauen ohne jede fachkundige Hilfe auf sich allein gestellt. Weltweit stirbt in jeder Minute eine Frau während oder an den Folgen des Gebärens.

Hier und heute laufen Frauen zwar nicht Gefahr, ihr Leben zu verlieren, aber sie werden oft des Bewusstseins beraubt, dass sie die Fähigkeit haben, ein Kind aus eigener Kraft zu gebären. Der weibliche Körper wird als potenzieller Störfall betrachtet, den es äußerst kritisch zu beobachten gilt. Leider kann eine werdende Mutter nicht sicher sein, dass sie von der Befruchtung bis zur Geburt alle nur denkbare behutsame Unterstützung und Aufmunterung bekommt, damit ihr Körper seine Arbeit selbst verrichten kann, für die er so wunderbar ausgestattet ist. Geburtshilfe wurde von der Geburtsmedizin an den Rand gedrängt. Hebammen versuchen in einigen Kliniken, in Geburtshäusern und bei sorgfältig begleiteten Hausgeburten gegen den Trend zu arbeiten, unterstützt von einigen Ärztinnen und Ärzten. Und die Nachfrage gibt ihnen Recht: Viele Frauen wünschen sich heute eine Fachperson an ihrer Seite, die ihre eigenen Kräfte und Fähigkeiten unterstützt anstatt selbst die Regie über die Geburt zu übernehmen. Und sie zahlen sogar eine Menge Geld dafür, weil sie sich weniger Technik und Hochleistungsmedizin wünschen.

In meine Praxis kommen viele Frauen mit einem posttraumatischen Belastungssyndrom nach der Geburt. Eine kleine depressive Verstimmung zu haben gilt fast schon als normal, die Heultage eben. Ist es wirklich normal, dass Frauen über Tage todtraurig sind nach einer Geburt? Empfindsam ja, aber so traurig? Was sie mir dann erzählen, sind immer Geschichten von Unsicherheit, von Einsamkeit, von Entscheidungen, die über ihren Kopf und ihren Körper hinweg gefällt wurden, von massiven Eingriffen, die vielleicht nur deshalb notwendig wurden, weil man der Gebärenden verweigerte, was sie gebraucht hätte: Intimität, Ruhe und das Gefühl von Sicherheit. Damit meine ich die beruhigende innere Sicherheit einer erfahrenen Person an ihrer Seite und die Sicherheit vor plötzlichen Störungen durch eine fremde Person.

Das Kind ist dann oft gesund und munter auf die Welt gekommen, aber die Frau hat nicht nur den Kontakt zu sich, ihrem Körper und seinen Fähigkeiten verloren, sondern tut sich infolge davon auch häufig schwer, eine spontane, liebevolle und tragfähige Beziehung zu ihrem Kind aufzubauen. Heute klagen viele Eltern darüber, dass ihr Baby mehr schreit, als sie ertragen. Ob es Zusammenhänge gibt? Sind wirklich Mutter und Kind wohlauf?

Ruhe und Stille
Achtung dem gebärenden Weib
Achtung der Natur
Und Achtung der Kunst, wenn die
Natur ihrer bedarf.

Mit diesen Worten eines alten Geburtshelfers möchte ich noch einmal deutlich machen, dass Geburtshilfe zur Kunst werden sollte und nicht zur Massenproduktion. Die übertechnisierte, überkontrollierende Geburtsmedizin hinterlässt Spuren in der Seele und im Körper. Der Beckenboden scheint Trauer zu tragen und Narben zu bilden, die schwerer wiegen als die körperlichen Spuren.

Auch Frauen nach Kaiserschnitten klagen oft über einen unzureichend funktionierenden Beckenboden. Trotzdem wird mehr und mehr der Kaiserschnitt als «sanfte» Geburtsmethode gepriesen. Was soll daran sanft sein, wenn der natürliche Weg umgangen wird und stattdessen

völlig unbeteiligtes Gewebe (Bauch und Gebärmutter) gewaltsam geöffnet wird? Selbstverständlich ist es eine wichtige Errungenschaft, dass heute zur Rettung von Mutter und Kind verschiedene Methoden der Geburtsmedizin bereitstehen, dass also z. B. ein Kaiserschnitt gemacht werden kann. Ihn aber anzupreisen als sanfte Lösung – so lautet eine amerikanische Werbung: «Schütze deinen Liebeskanal» –, das ist eine perfide Unverschämtheit gegenüber der natürlichen Kraft der Frau.

Viele Frauen sind traurig, wenn sie nicht aus eigener Kraft gebären konnten. Andere Frauen allerdings, und auch das ist zu akzeptieren, beschreiben eine künstliche Art zu gebären für sich als positiv und elegant, als «saubere Lösung», vielleicht auch als Rettung in der Not, und sie sind auch im Nachhinein damit zufrieden.

Beckenbodenprobleme nach einem Kaiserschnitt erklären sich dadurch, dass die Durchtrennung von Muskeln und Nerven im Becken oft nicht nur zu einem äußerlichen Taubheitsgefühl führt, sondern auch die Nervenversorgung im Inneren zu beeinträchtigen scheint. Im Modell der Energiebahnen gedacht, stören Narben den Energiefluss nachhaltig. Vielleicht ist es auch die Seele, die sich über die Muskeln Gehör verschafft, die «durchhängt». Energisches Training stößt dann an Grenzen: Es scheint «nichts zu bringen», die erhoffte Besserung der Schwäche bleibt aus. Dann geht der Weg der Heilung oft durch das Tal der Tränen. Geheime Trauer um den Verlust der Unversehrtheit und Souveränität wird deutlich; schmerzlicher Abschied vom alten Glauben an die technische Machbarkeit von Gesundheit und Glück ist notwendig, um Raum zu schaffen, in dem Heilsein wachsen kann. Grundsätzlich birgt jede Geburt, unabhängig davon, wo und wie sie stattfindet, das Risiko, dass die Frau körperlichen Schaden nimmt. Dieser Schaden ist umso schwerer, je stärker auch die Seele betroffen ist. Dammschnitte werden von manchen Frauen als völlig unkompliziert beschrieben, für andere bedeuten sie noch Jahre danach eine Einschränkung des Wohlbefindens. Auch diese Narben können als Störfeld im Energiefluss des Körpers wirken. Zarte Übungen und Massagen des Dammbereichs lösen Verhärtungen des Narbengewebes auf.

Auch wenn eine Frau niemals ein Kind geboren hat, trägt manchmal der Beckenboden Trauer: um die nicht ausgelebte Möglichkeit, wegen des nicht erfüllten Kinderwunsches.

Die folgende kleine Phantasiereise mag ein kleiner Beitrag zur Heilung innerer körperlicher wie seelischer Verletzungen sein.

Ein Blick nach innen: Die innere Heilerin

Machen Sie es sich wieder einmal bequem, sitzend oder liegend, ruhend in der Schale Ihres Beckens; ein lebendiger Bauch, ein ruhiger Atem, der Kopf ist leicht und frei. Lassen Sie wieder tief im Körper das innere Lächeln entstehen, das Sie nun schon kennen. Erlauben Sie diesem Lächeln, sich auszubreiten, bis es Ihren ganzen Körper erfüllt. Dann gehen Sie mit Ihrer Aufmerksamkeit durch den Körper.
Finden Sie einen Ort, wo es sich gerade heute besonders gut anfühlt. Im Herzen vielleicht? Oder in der Schulter? Hinter der Stirn oder im Mundwinkel, im linken Ohr oder in der rechten Handfläche?
Gehen Sie mit Ihrer gesammelten Aufmerksamkeit dorthin, verstärken Sie das innere Lächeln dort, bis sich die Stelle warm und wohlig anfühlt und sich vielleicht auch ein wenig ausdehnt.
Und in diesem sich ausdehnenden Raum beginnen Sie wahrzunehmen, dass dort eine klitzekleine Frau behaglich ruht, umgeben von all der Wärme und von dem Lächeln.
Wenn Sie sie mit Ihrer Aufmerksamkeit erreichen, räkelt sie sich,

reckt und streckt sich, lächelt Ihnen zu, und Sie wissen: Das ist Ihre kleine innere Heilerin. Wie schön, dass sie da ist!

Sie nimmt ein kleines Töpfchen mit wohlriechender Salbe und macht sich auf den Weg durch Ihren Körper.

Sie findet ihren ganz eigenen Weg, bis hinunter in die Tiefe Ihres Beckens.

Begleiten Sie sie mit Ihrer Aufmerksamkeit, mit dem Atem und mit dem goldenen Schein Ihres inneren Lächelns.

Dort in der Tiefe des Beckens, an dieser Stelle, die Ihre Heilerin gerufen hat, macht sie sich an die Arbeit.

Mit ihren zarten kleinen Händen streicht sie auf all die Stellen, die sich verletzt oder kraftlos anfühlen, aus dem schönen Salbentöpfchen ihre heilsame Creme auf.

Sie arbeitet langsam und sehr sorgfältig. Spüren Sie die Berührung der zarten Hände? Die heilsame Wirkung der Salbe?

Manchmal gibt es so viel zu tun, dass die Heilerin sich erschöpft fühlt.

Erlauben Sie ihr dann, sich zurückzuziehen an den Ort, an dem Sie ihr zum ersten Mal begegnet sind: an dem Platz in Ihrem Körper, der sich so gut und sicher anfühlt.

Stärken Sie Ihre Heilerin mit dem inneren Lächeln.

Und wenn sie dann wieder bereit ist, ausgestattet mit einem neuen Töpfchen heilender Salbe, macht sie sich wieder an die Arbeit.

Zum Schluss betrachtet sie ihr Werk, und vielleicht kann sie schon jetzt sehen, wie noch offene innere Wunden sich langsam schließen, wie verhärtetes, wulstiges Narbengewebe zarter und weicher wird, wie schön der Grund Ihres Beckens aussieht.

Und nach einer Weile kann Ihre kleine Heilerin vielleicht sogar ein zartes Pulsieren wahrnehmen. Die Lebendigkeit kehrt zurück.

Während Ihre Heilerin sich an den Ort zurückzieht, an dem sie sich gut fühlt, können Sie selber noch ein wenig nachspüren.

Vielleicht prickelt es ein wenig im Beckenboden. Vielleicht spüren Sie ein zartes Pulsieren, vielleicht eine wohlige Wärme.

Wann immer Sie wollen, können Sie sich nun erinnern, dass in Ihnen an einem sicheren Ort die Heilerin zu finden ist, dass sie Salbe hat und Ihnen helfen kann, heil zu werden.

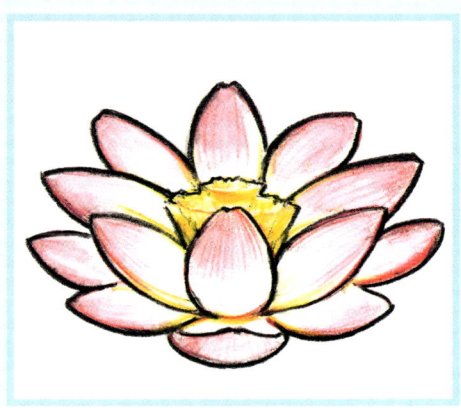

Älter werden

Wenn das Alte vergeht, kommt Neues zur Welt. Neues kann in jeder Lebensphase entstehen, auch im Alter. Vielleicht sogar gerade dann: Die Frau hat viele Aufgaben ihres Lebens vollbracht, die Selbstfindungsqualen der Jugend liegen hinter ihr, die Kinder sind geboren und aufgezogen, oder die Kinderlosigkeit ist als unabänderbare Tatsache akzeptiert, im Beruf ist erreicht, was zu erreichen war. Nun ist für manche die Zeit gekommen, sich selbst zu entdecken.

Gerade bei den älteren Frauen in meinen Kursen beobachte ich oft eine energische Freude daran, jetzt endlich für sich selbst Kräfte zu sammeln und etwas zu erleben, von dem sie ahnen, dass es da ist, das ihnen aber bislang noch nicht wirklich bewusst wurde. Oft hören die jungen Frauen in den Gruppen mit fassungslosem Staunen, mit welcher Freude, Hingabe und Ausdauer sich die älteren Damen ihren Beckenbodenübungen widmen. Sie können jetzt endlich einmal für sich selbst sorgen. Wie gut, wenn eine Frau sich dieses Recht auch wirklich nimmt. Wie traurig, wenn sie nach einem langen Leben der Sorge für und um andere sich selbst aufgegeben hat. Neues kann zur Welt kommen, jederzeit, und oft bin ich angerührt davon, wie intensiv die Gefühle sind, die ältere Frauen entwickeln, wenn sie sich selbst entdecken und die Kraft, die in ihrem Becken schlummert. Regelmäßige Übungen und Lebensgewohnheiten, die den Beckenboden unterstützen, bringen für diese Frauen häufig Erfolg: Inkontinenzbeschwerden (siehe S. 116) werden deutlich geringer, das Sexualleben aktiver, Selbstbewusstsein und Lebensfreude steigen.

Auf manche in Ehren ergraute Ehe hat ein Beckenbodenkurs schon sehr belebend gewirkt: «*Mein Mann lässt Sie schön grüßen, die Übungen machen uns beiden Spaß, und es ist jetzt viel schöner, wenn wir miteinander ins Bett gehen. Wir wussten gar nicht, dass das noch so gut geht!*»

Manchmal kommen die Frauen erst, nachdem sie schon auf den Rat ihres Gynäkologen ihre Gebärmutter entfernt haben lassen. Sicher, mitunter gibt es unausweichliche Gründe für eine Operation. Kritische Forschungen lassen jedoch Zweifel daran aufkommen, ob wirklich jeder Eingriff notwendig oder sinnvoll ist.

In der Geschichte der Medizin wurden der Gebärmutter merkwürdige Untaten zugeschrieben, z. B. galt sie lange als die Verursacherin der Hysterie (Hystera ist das griechische Wort für Gebärmutter). Dabei ist heute nachgewiesen, dass sie im Gegenteil eher zur Beruhigung und Stressresistenz beiträgt. Sie produziert eine Menge Hormone und Hormonvorstufen, unter anderem mehr körpereigene Opiate als das Gehirn selbst und als andere Organe. Diese Erkenntnisse sind noch recht neu und überraschend (Angier, 2002), und sie sollten uns

lehren, vorsichtig zu sein mit der Entfernung des Organs, wenn sie nicht wirklich unumgänglich ist. Wer weiß, was es da noch zu entdecken gibt! Wie lange wird es dauern, bis die Gebärmutter nicht mehr als Last empfunden wird, bis sie nicht mehr entfernt und entsorgt wird, weil sie potenziell die Gefahr in sich birgt, dass sich dort Tumore entwickeln? Wird die männliche Prostata entfernt, nur weil sie theoretisch Beschwerden machen könnte und ihr «Besitzer» keine Kinder mehr zeugen möchte?

Die Gebärmutter ist ein kraftvolles Organ, ein Energiezentrum, ein wichtiger Bestandteil des Hormonhaushaltes, auch über die direkte Funktion des Empfangens und Gebärens hinaus. Sie ist wichtig und wertvoll, auch wenn eine Frau keine Kinder mehr bekommen möchte oder kann.

Manchmal ist allerdings auch bei strenger Indikationsstellung eine Operation nach unserem heutigen Wissen und Können unausweichlich. Eine beginnende Krebserkrankung kann solch ein Grund sein. Myome (gutartige Tumore) sind zwar häufig, machen aber selten starke Schmerzen oder verursachen Blutungen, sodass sie entfernt werden müssen. Noch seltener sind sie so groß oder liegen so ungünstig, dass die ganze Gebärmutter mit entfernt werden muss.

Auch bei einer Beckenbodenschwäche wird häufig eine Operation empfohlen. Das ist nur dann sinnvoll, wenn schon alle Möglichkeiten des Trainings ausgeschöpft sind. Ganz wichtig ist, dass nach diesem Eingriff wieder unter Anleitung vorsichtig geübt wird. Nur so kann der nun operierte Bereich wieder gekräftigt werden, damit er dem Körper noch lange Jahre Halt und Stütze geben kann.

Vor jeder Operation empfiehlt sich immer kritisches Nachfragen, möglichst auch bei verschiedenen ÄrztInnen. So kann man klären, ob eine Operation wirklich die einzige Möglichkeit ist und ob sie jetzt schon nötig ist. Und man kann herausfinden, wie der Eingriff so klein wie möglich gehalten werden kann. Es gibt immer verschiedene Ansichten! Lassen Sie sich alles genau erklären, das Vorgehen und auch die möglichen Folgen, und geben Sie sich so viel Bedenkzeit, wie Sie brauchen.

Jede Operation hinterlässt Narben. Auch wenn eine Frau zunächst sagt: «Wie gut, dass ich das Ding endlich los bin!», kann es dennoch sein, dass Körper und Seele um den Verlust des Organs trauern und dass sich unklare Bauch- und Rückenschmerzen entwickeln, manchmal erst Jahre später. Manche Frauen fühlen sich schon gleich nach der Operation sehr traurig, auch wenn äußerlich alles gut verheilt ist. Sie brauchen Zeit, um das Ereignis zu verarbeiten. Auch jetzt kann es helfen, Gespräche zu suchen, den Tränen freien Lauf zu lassen und die Wunden mit Geduld und liebevoller Zuwendung heilen zu lassen.

Auch und gerade nach einem Eingriff ist vorsichtiges Üben sehr hilfreich: Es kräftigt den gleichsam unter Schock stehenden Körper; es hilft, wieder zu sich selbst zu finden, und stärkt die Körperregion, die weiterhin für eine aufrechte Haltung und Lebensqualität sorgen soll.

Die folgende Phantasiereise können Sie auch dann mit Gewinn mitmachen, wenn Sie keine Gebärmutter mehr haben. Die Erfahrung zeigt, dass die meisten Frauen auch nach einer Operation sich ihre Gebärmutter an ihrem Platz gut vorstellen können. Eine heilende Vorstellung macht es Ihnen vielleicht leichter, sich zu versöhnen oder gar Abschied zu nehmen von einem Körperorgan, das Sie immerhin viele Jahre durchs Leben getragen haben. Auch wenn Ihnen Ihre Gebärmutter vielleicht Schmerzen bereitet oder bereitet hat, wenn sie schwerer wog, als Ihr Beckenboden tragen konnte: Sie war und ist ein Teil von Ihnen. Es hat sich als heilsam erwiesen, auch und gerade den schwierigen Mitgliedern des Systems «Körper» liebevoll zu begegnen und ihnen einen freundlichen Abschied zu bereiten, wenn

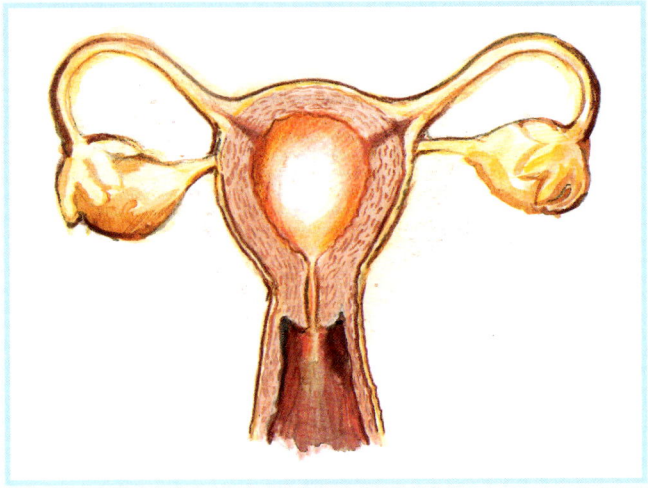

Die Gebärmutter

sie gehen. Das eröffnet die Chance, Schmerz, Trauer und Angst hinter sich zu lassen. Auch die Phantasiereise «Die innere Heilerin» (siehe S. 69) ist jetzt vielleicht schön für Sie.

Ein Blick nach innen: Licht und Wärme

Wieder einmal können Sie es sich bequem machen, im Becken ruhend, mit weichem Bauch, freiem Atem und leichtem Kopf.

Spüren Sie, wie jetzt fast schon wie von selbst das innere Lächeln entsteht, das Sie von innen heraus wärmt.

Und dann stellen Sie sich vor, Sie liegen unter einem Zelt aus goldenem Licht. Das Licht kommt direkt vom Himmel über Ihnen, es umhüllt Sie ganz und gar.

Es ist angenehm, rundherum dieses goldene Licht zu spüren.

Und mit jedem Atemzug können Sie etwas von diesem goldenen Licht einatmen.

Füllen Sie Ihren Körper mit goldenem Licht bei jedem Einatmen, und mit jedem Ausatmen stellen Sie sich vor, wie das Licht sich in Ihrem Körper ausbreitet und wie es sich um Ihre Gebärmutter herum sammelt.

Stellen Sie sich vor Ihrem inneren Auge die Form der Gebärmutter vor. Sie ist etwa so groß wie eine Faust und gleicht einer umgedrehten Birne. Sie hat kräftige muskulöse Wände und eine Schleimhaut, die sie auskleidet. In ihrer Mitte befindet

sich eine kleine T-förmige Höhle, der
Muttermund, der sich zur Scheide
hin öffnet. Wie kleine Fühler strecken sich die Eileiter zu den Seiten
aus, öffnen ihre Enden wie Hände,
die die Eierstöcke leicht umfassen.
Füllen Sie jede Zelle mit goldenem
Licht. Lassen Sie sie strahlen und
glühen.

Mit jedem Atemzug verbinden Sie
sich wieder mit dem goldenen
Licht um Sie herum, und mit jedem
Ausatmen schicken Sie etwas davon
zu Ihrer Gebärmutter.

Dann lassen Sie das Leuchten
langsam vergehen, um wieder mit
einem kleinen Lächeln und einem
großen Räkeln ganz wach und
frisch in den Alltag zurückzukeh-
ren.

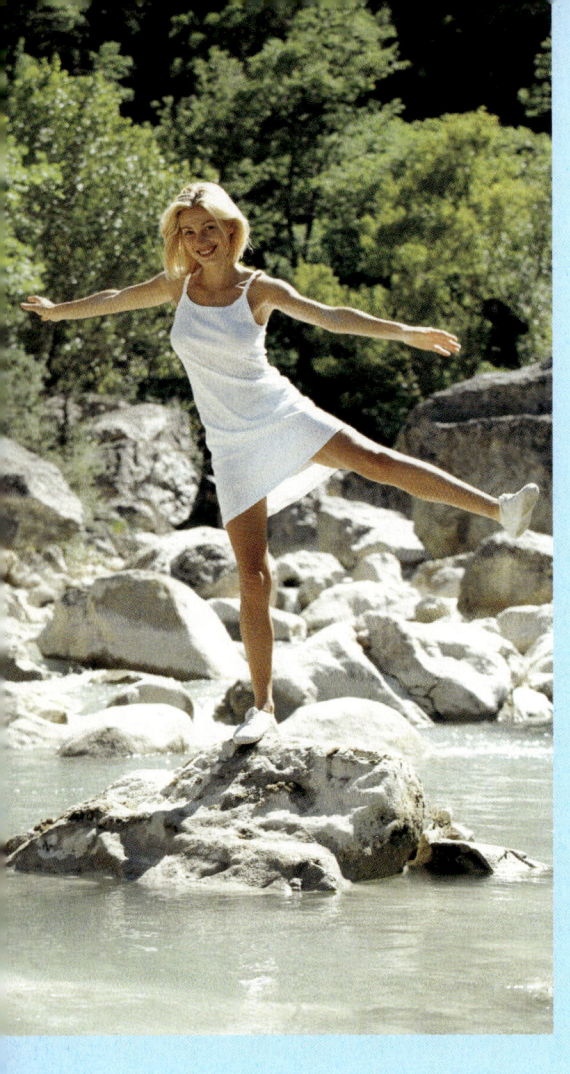

Übungen

die Sie aufbauen

Das folgende Programm ermöglicht Ihnen ein wirkungsvolles Training, das in der Regel innerhalb weniger Wochen spürbare Fortschritte bringt. Planen Sie etwa fünfmal pro Woche 20 Minuten Zeit ein. Beginnen Sie mit der ersten Übungsreihe und führen Sie sie etwa ein bis zwei Wochen lang durch. Machen Sie sich dann nach und nach mit allen vier Reihen vertraut. Menschen lernen (und leben) unterschiedlich schnell. Einige Frauen werden also nur vier, andere eher acht Wochen dafür benötigen. Wenn Sie einzelne Übungen unangenehm finden, lassen Sie sie weg.

Spätestens jetzt kennen Sie Ihren Beckenboden gut. Sie spüren, was gut funktioniert und was noch besser sein könnte. Die Tests ab S. 21 geben Ihnen zusätzlich Sicherheit.

Dann stellen Sie Ihr individuelles Programm aus den Übungen zusammen, bei denen Sie spüren, dass sie Ihnen besonders gut tun.

Achten Sie dabei auf die Abfolge für ein ganzheitliches Training:
1. Aufwärmen
2. Reflexe wecken
3. Beckenbeweglichkeit
4. Kraft und Ausdauer
5. Rücken – Po – Bauch
6. Ausklang

Ihre persönliche Übungsreihe machen Sie dann für weitere vier Wochen. Einzelne Übungen können Sie natürlich jederzeit austauschen. Nach acht bis zwölf Wochen ist Ihr Beckenboden fit!

Für einen guten Energiefluss und zur Stärkung Ihrer Lebenskraft lege ich Ihnen ans Herz, die Übung «Kraftwerk» (S. 44) Ihrem täglichen Programm hinzuzufügen. Fügen Sie sie entweder nach dem Aufwärmen oder vor dem Ausklang ein. Oder gönnen Sie sich vor dem Ausklang die Übung «Lotosblüte» (S. 37).

Mit etwas Ausdauer, Spaß an der Bewegung und Freude bei der Entdeckung Ihrer wachsenden Stärke wird sich nach wenigen Wochen Ihr Beckenboden lebendig und wach fühlen.

Neben den Übungsreihen finden Sie ab S. 111 Hinweise darauf, wie Sie alle Tage und bei (fast) jeder Gelegenheit Ihren Beckenboden als ständigen Begleiter einsetzen können. Das macht Spaß, kostet Sie keine Minute extra und sollte fester Bestandteil Ihrer alltäglichen Bewegungsabläufe werden. Beginnen Sie heute mit der Veränderung und behalten Sie die neuen Gewohnheiten bei, für immer! Wenn Sie gerade schwanger sind oder vor kurzem ein Kind geboren haben, gibt es für Sie ab S. 101 und S. 105 spezielle Angebote.

Ein Wort zum Atmen: Der Atem ist auch so ein Wunder in unserem Körper; er funktioniert zum Glück zuverlässig und ganz von allein. Das Einzige, was wir zu tun haben, ist eigentlich, ihn möglichst wenig zu stören. Beim Erlernen neuer Körperübungen stellt sich nun oft die Frage: Wie soll ich atmen? Für einige Menschen scheint es angenehmer zu sein, einzuatmen, wenn sie sich anspannen, und beim Ausatmen locker zu lassen; für andere ist es passender, auszuatmen, wenn sie sich anstrengen, und die Luft einströmen zu lassen, wenn sie entspannen.

Bei einigen Übungen mache ich Ihnen einen Vorschlag, wie Sie atmen können. Probieren Sie es einfach aus und denken Sie daran: Das einzig wirklich Wichtige ist, dass es für Sie angenehm ist und dass Sie regelmäßig weiteratmen.

Vier goldene Regeln für Ihren Erfolg

Goldene Regel 1: Bewahren Sie sich beim Üben die Leichtigkeit des Seins.

Zu viel Druck schwächt Ihren Körper. Lächeln Sie sich immer wieder freundlich zu, das lockert Ihr Gesicht, besonders das Kiefergelenk und Ihren Beckenboden. Kämpfen Sie nicht gegen Ihren Beckenboden und seine Schwäche, sondern machen Sie gemeinsame Sache mit ihm – zusammen sind Sie stark! Spielen Sie mit Ihren Muskeln, so wie Sie leicht und elegant die Hände öffnen und schließen, und lassen Sie sie mitspielen bei allem, was Sie tun.

Goldene Regel 2: Lassen Sie sich von Ihrem Beckenboden leiten und erlauben Sie ihm, Tempo und Dauer der Übungen zu bestimmen.

Ihr Beckenboden ist ein Teil Ihres Körpers, der intensiv mit Ihrer Seele verbunden ist. Da kann es kaum überraschen, dass er einen sehr individuellen Charakter hat, dass er eigensinnig ist. Das drückt sich auch darin aus, dass er sein eigenes Tempo hat. Finden Sie heraus, wie schnell – oder langsam! – und wie oft hintereinander er die Übungen intensiv machen kann. Oft ist er viel langsamer und hat zunächst weniger Ausdauer, als Sie denken. Vielleicht ist er zu Beginn noch sehr zart, und es ist so, als ob Sie mit einem kleinen Kind spazieren gehen: Es kann einfach noch nicht so schnell und weit mit seinen ungeübten Beinen laufen.

Goldene Regel 3: Trainieren Sie Ihre Vorstellungskraft.

Man hat zuverlässig herausgefunden, dass nicht nur die Anzahl der

Übungen einen Einfluss auf die Verbesserung der Funktion der Muskeln hat, sondern dass das, was sich die Menschen dabei vorstellen und was sie empfinden, mindestens ebenso wirkungsvoll ist. Achten Sie bei den Übungen auf Ihre Empfindungen und machen Sie sich genaue innere Bilder davon, was dabei geschieht. Die Betrachtung der Abbildungen ab Seite 16 kann Ihnen dabei helfen.

Goldene Regel 4: Fangen Sie an – jetzt!

Sie kennen Ihren Beckenboden noch zu wenig, um die Übung richtig zu machen? Haben Sie Ihr Auto gekannt, bevor Sie gelernt haben, es zu fahren? Nein, Sie haben sich beim Fahren mit ihm vertraut gemacht. Also, auf geht's! Viel Spaß dabei!

Reihe 1 Hallo, Beckenboden, bitte melden: Übungen für wache Reflexe

Was diese Übungen bewirken:
Sie entlasten Ihre Venen, das Blut strömt schneller zum Herzen zurück, und das Becken wird von unnötigem Druck befreit. Die Übungen 4 bis 9 machen Ihnen bewusst, wie der Beckenboden ganz von selbst in Aktion tritt, wenn Sie die Spannung in den Beinen verändern.
Sie benötigen einen Hocker oder Stuhl mit flacher, fester Sitzfläche, eine Decke, etwas Platz an einer Wand oder Tür, eventuell flotte Musik.

1. RÄKELN
Recken und strecken Sie sich intensiv, hin und her, kreuz und quer. Gähnen Sie laut, wenn Sie mögen.

2. AUFWACHEN!
Trommeln Sie mit lockeren Fäusten auf Ihren Brustkorb, abwechselnd auf beiden Armen entlang nach unten und wieder hoch, auf den Bauch, auf den Rücken (soweit Sie ihn erreichen), auf das Becken und auf den Beinen an den Außenseiten entlang zu den Füßen und an den Innenseiten wieder hoch.

Zum Schluss trommeln Sie noch einmal genüsslich auf Bauch und Becken.

3. DIE GANGART WECHSELN

Trippeln Sie eine Weile auf den Zehenspitzen, gehen Sie auf den Fersen, dann auf den Außenkanten der Füße und auf den Innenkanten (wenn Sie mögen, gibt Ihnen Musik zusätzlichen Schwung).

Die Spannung steigt

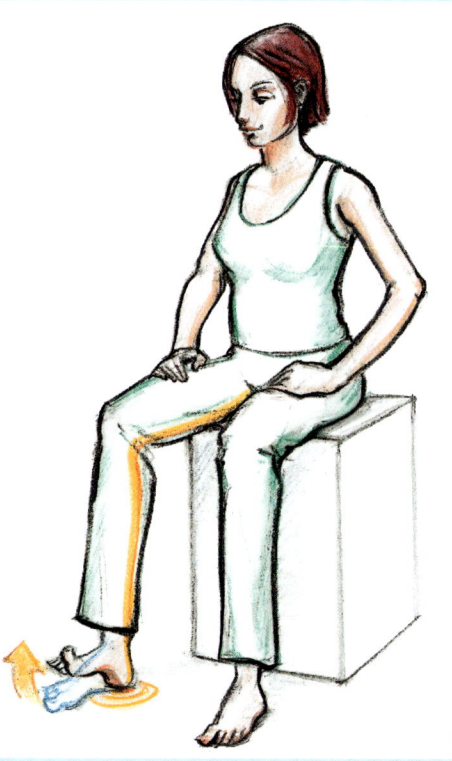

4. DIE SPANNUNG STEIGT

Setzen Sie sich auf den Hocker oder den Stuhl, aufrecht wie eine Königin. Ihr Rücken ist gerade aufgerichtet, die Schultern sind locker, Ihr Kopf ist erhoben, das Gesicht entspannt. Ihre Füße stehen flach am Boden, die Knie sind etwa schulterbreit geöffnet. Jetzt beobachten Sie, was in Ihrem Beckenboden geschieht, wenn Sie Ihre rechte Ferse langsam und fest in den Boden drücken, die Spannung vom Unterschenkel hinaufwandert, den Oberschenkel erfasst und dann auch im Beckenboden ankommt. Lassen Sie wieder locker und wiederholen Sie das noch einige Male. Vielleicht dauert es etwas, bis Sie die kleine Spannungsveränderung im Beckenboden deutlich spüren können.
Machen Sie die Übung mit der linken Ferse. Fühlt es sich anders an als rechts?

5. DAS BECKEN INS ROLLEN BRINGEN

Sitzen Sie weiterhin aufrecht auf dem Hocker. Jetzt drücken Sie langsam und stetig beide Fersen senkrecht in den Boden. Damit Sie nicht umfallen, rollt jetzt Ihr Becken ganz von allein mit dem Schambein zum Nabel, der Rücken rundet sich etwas, das Kinn

81

senkt sich. Lassen Sie langsam
locker: Das Becken richtet sich
wieder auf.

Stellen Sie sich vor, wie tief in
Ihrem Becken sich die Muskulatur
vom Steißbein zum Schambein hin
anspannt und das Schambein so
in Richtung Nabel gezogen wird.
Wenn sich das Becken wieder
aufrichtet, geht der Zug in die
andere Richtung, so, als ob Sie an
Ihrem Steißbein sacht nach hinten
gezogen würden.

Wiederholen Sie die Übung einige
Male, bleiben Sie dabei mit Ihrer
Aufmerksamkeit in Ihrem Becken.

6. WIE VON ZAUBERHAND

Weiterhin auf dem Hocker sitzend,
drücken Sie nun fest und stetig
mit der rechten Ferse auf den
Boden. Die Spannung steigt,
wandert das Bein hinauf, erfasst
den Beckenboden, und dann hebt
sich (fast von allein) das linke
Knie hoch, als würde es von einem
unsichtbaren Faden zur Decke
gezogen. Ebenso langsam senkt
es sich wieder, die Spannung im
Beckenboden und im rechten Bein
löst sich. Machen Sie diese Übung
mit jedem Bein fünfmal.

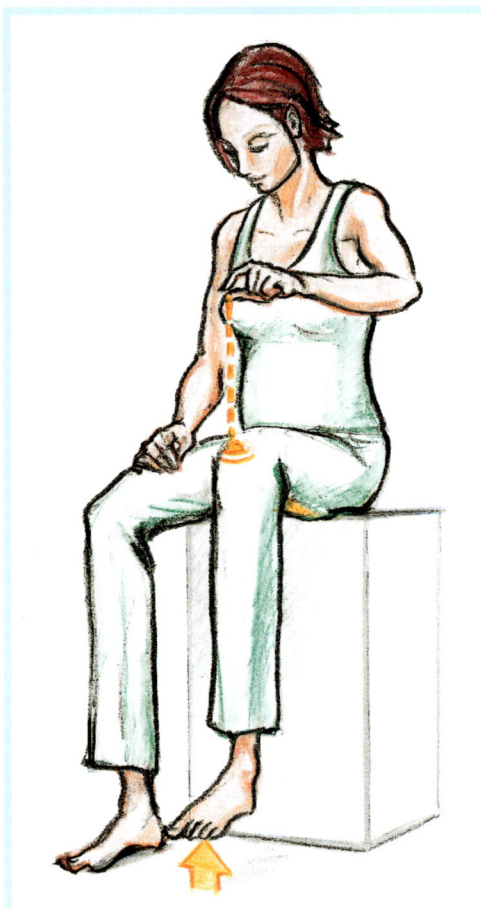

Wie von Zauberhand

7. AUFSTEHEN!

Stellen Sie Ihre Füße leicht versetzt auf den Boden. Der hintere Fuß drückt sich jetzt fest mit dem Ballen in den Boden, der vordere mehr mit der Ferse. Die Spannung erfasst den Beckenboden, das Schambein rollt zum Nabel, Sie erheben sich vom Hocker. Ziehen Sie das Schambein betont noch einmal zum Nabel und setzen Sie sich wieder hin, fünfmal hintereinander.

8. HOCH HINAUS

Stellen Sie sich aufrecht hin, die Füße stehen schulterbreit auseinander, Ihr Rücken ist gerade, die Schultern sind locker, Ihr Gesicht bleibt entspannt. Ziehen Sie jetzt das Schambein zum Nabel und erheben Sie sich gleichzeitig auf die Zehenspitzen. Dabei bleiben Ihre Knie ganz weich, der untere Rücken rundet sich leicht. Dann lassen Sie sich sacht auf die Fersen sinken und beginnen von vorn. Nach einigen Wiederholungen entsteht eine weiche, runde und gleichzeitig kraftvolle Bewegung.

9. XYZ

X: Legen Sie sich so auf den Boden, dass Sie Ihre Beine an der Wand oder der Tür entlang in Richtung Decke strecken können. Überkreuzen Sie die Beine und drücken Sie die Außenseiten der Füße gegeneinander. Verstärken Sie den Druck und nehmen Sie wahr, wie die Spannung die Beine hinaufsteigt und dann auch den

Das X

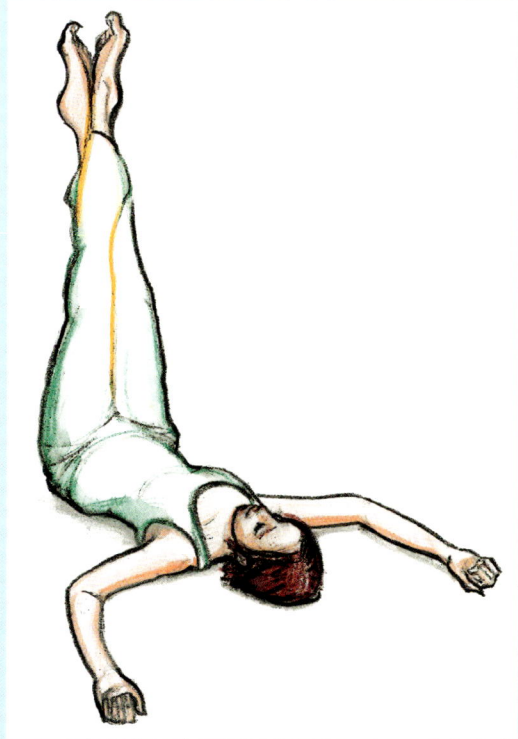

83

Beckenboden erreicht. Greifen Sie fest zu! Lösen Sie die Spannung und wiederholen Sie die Übung einige Male.

Y: Rücken Sie ein Stück von der Wand ab, gehen Sie in die Kerze, unterstützen Sie dabei das Becken mit den Händen. Spreizen Sie Ihre Beine zur Seite und legen Sie sie dann wieder aneinander. Stellen Sie sich dabei vor, der Impuls geht von Ihrem Beckenboden aus, so, als ob sich eine innere Hand öffnet und schließt. Einige Male wiederholen.

Das Y

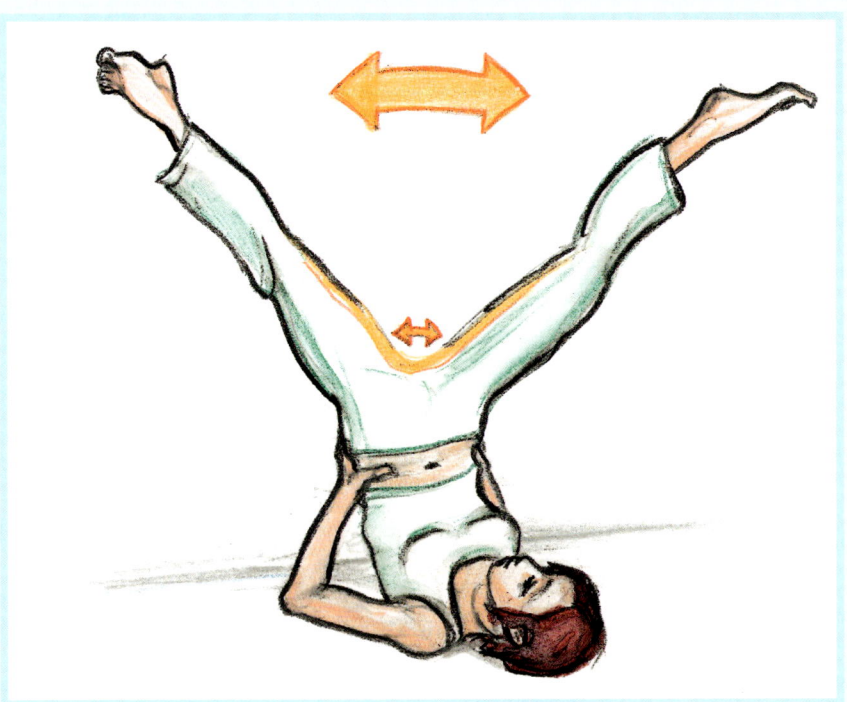

Z: Stellen Sie Ihre Fußsohlen flach an die Wand. Ihre Unterschenkel sind parallel zum Boden, die Oberschenkel senkrecht. Geben Sie festen, stetigen Druck auf den rechten Fuß und beobachten Sie wieder, wie die Spannung steigt und am Beckenboden ankommt. Lassen Sie langsam locker und wechseln Sie dann einige Male zwischen dem rechten und dem linken Fuß ab.

10. AUSKLANG: HANDMASSAGE

Setzen Sie sich bequem angelehnt oder aufrecht hin. Erinnern Sie sich noch einmal daran, was Ihr Beckenboden mit Ihrer Hand gemeinsam hat (S. 16) und massieren Sie aufmerksam und liebevoll Ihre Handteller und Ihre Finger. Wenn Sie mögen, können Sie auch ein schönes Öl oder eine Creme dazu nehmen.

Das Z

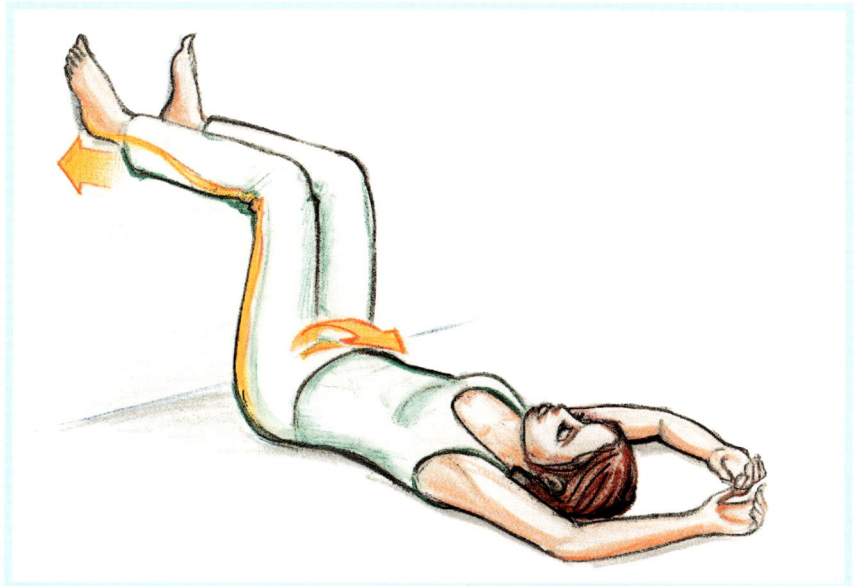

Reihe 2 Freiheit für das Becken: Übungen für Anmut und Beweglichkeit

Was diese Übungen bewirken:
Wenn Ihr Becken sich frei bewegen kann, finden Sie leichter zu einer Körperhaltung (siehe S. 24), die Rücken, Nacken und Beckenboden schont und die Sie gleichzeitig eleganter aussehen lässt. Jede Beckenbewegung ist verbunden mit einem belebenden Impuls für den Beckenboden. So wird auf sehr sanfte Weise beständig die Muskelspannung verbessert. Atmen Sie immer aus, wenn Sie den Beckenboden anspannen, und wieder ein, wenn Sie ihn lösen (siehe S. 26). Das gibt Ihren Übungen einen stetigen, ruhigen Rhythmus.
Sie benötigen eine Decke und einen Hocker, einen Stuhl oder einen Gymnastikball.

1. PLATZ DA!
Räkeln Sie sich gründlich. Stellen Sie sich dabei vor, dass Sie viel Platz um sich herum schaffen, dass Sie kraftvoll alles zur Seite drücken, was Sie einengen könnte.

2. KREISE ZIEHEN
Lassen Sie Ihr Becken im Stehen große Kreise beschreiben, linksherum, rechtsherum, machen Sie Bewegungen in Form einer quer liegenden Acht.

3. DIE SCHLANGE
Sie stehen aufrecht, Ihre Knie sind locker. Mit dem Impuls aus dem Beckenboden rollt das Schambein zum Nabel. Die Bewegung setzt sich fort auf Ihrem Bauch, der sich nach innen zieht. Ihr Rücken rundet sich, der Kopf folgt der Bewegung, das Kinn senkt sich leicht zur Brust. Dann, als ob es an Ihrem Steißbein nach hinten gezogen würde, kippt das Becken leicht nach vorn. Der Rücken richtet sich auf, der Kopf folgt und rollt ein wenig in den Nacken. Es entsteht eine weiche, fließende Schlangenbewegung in der Wirbelsäule; der Impuls geht dabei immer vom Beckenboden aus.

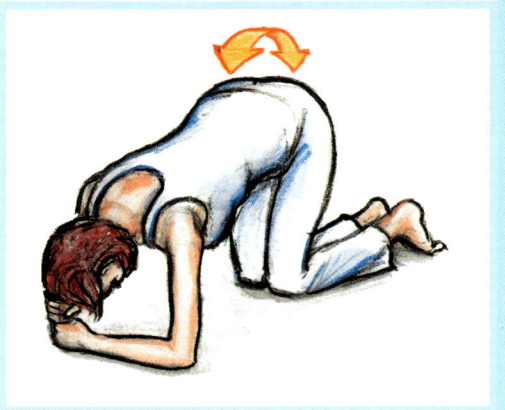

Katzenspiele

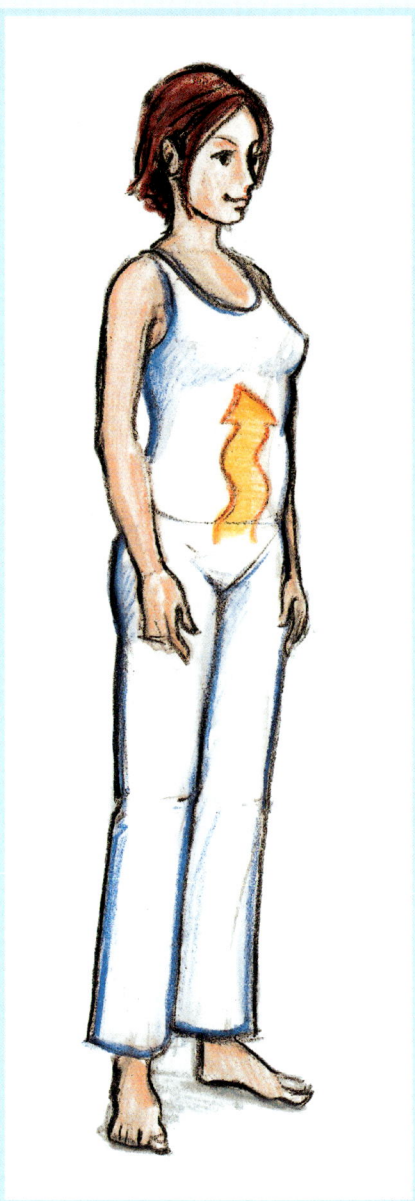

Die Schlange

4. KATZENSPIELE

Gehen Sie in den Vierfüßlerstand, dann legen Sie die Stirn auf die übereinander gelegten Hände. Ihr Becken ragt jetzt hoch in die Luft. Stellen Sie sich vor, Ihr Steißbein wird für einige Minuten zum ausgestreckten Schwanz einer spielenden Katze. Sie wissen ja: Ihr Beckenboden steuert den Schwanz. Bewegen Sie ihn hin und her, auf und ab und im Kreis herum. Gönnen Sie sich einen Moment Pause, entspannen Sie den Beckenboden und nehmen Sie Ihr Spiel erneut auf.

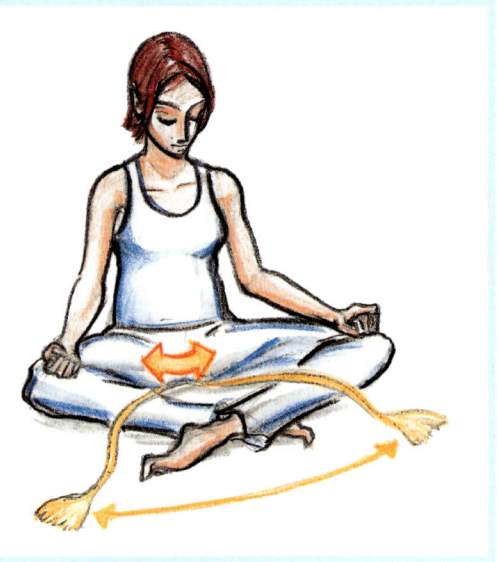

Löwenschwanz

5. LÖWENSCHWANZ

Setzen Sie sich in den Schneidersitz in Vogelnesthaltung (siehe Abbildung), auf den Hocker oder auf einen Gymnastikball. Stellen Sie sich vor, Sie sind eine Löwin. Ihr «Schwanz» mit seiner kleinen Pinselquaste daran liegt vorn zwischen Ihren Beinen. Lassen Sie ihn – natürlich mit Hilfe der Beckenbodenmuskeln – von links nach rechts kullern und wieder zurück, heben Sie ihn einige Male an und legen Sie ihn wieder hin.

6. AFFENSCHAUKEL

Sie sitzen auf Ihrem Hocker, dem Stuhl oder dem Ball. Ziehen Sie jetzt den Beckenboden kräftig nach links, so, als ob Sie ihn um den Sitzbeinhöcker herum zur Faust zusammenballen. Das Becken und mit ihm der Oberkörper folgt der Bewegung zur Seite. Entspannen Sie den Muskel, lassen Sie sich zur Mitte zurücksinken, ziehen Sie sich nach rechts, lassen Sie sich wieder zurücksinken usw. So schaukeln Sie weich und elegant hin und her. Zur Erinnerung: Atmen Sie aus, wenn Sie den Beckenboden anspannen, und ein, wenn Sie ihn lösen.

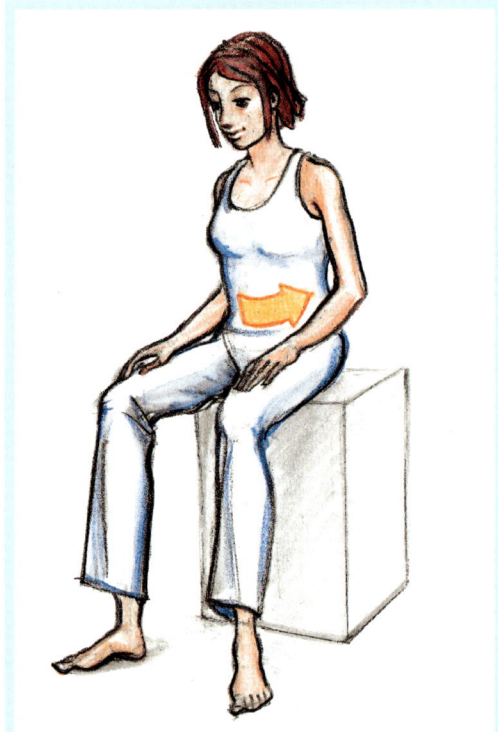

Affenschaukel

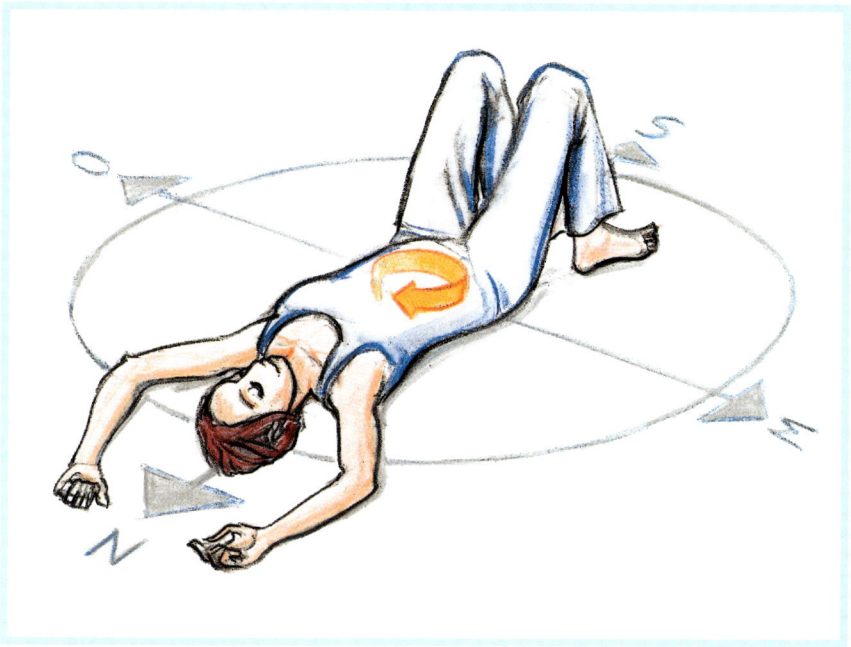

Himmelsrichtungen

7. HIMMELSRICHTUNGEN

Legen Sie sich auf den Rücken, die Beine sind angewinkelt. Räkeln Sie sich zunächst am Boden, dann spüren Sie aufmerksam, wie Ihr Kreuzbein auf dem Boden aufliegt. Stellen Sie sich vor, Sie liegen auf einer Windrose: Ihr Steißbein zeigt Richtung Süden, die Oberkante des Kreuzbeins in der Taille liegt im Norden, der Westen ist an Ihrer rechten Beckenseite, der Osten links. Ihr Becken rollt jetzt zwischen Nord und Süd auf und ab, dann von Ost nach West und schließlich einige Male rundherum. Der Bewegungsimpuls geht immer vom Beckenboden aus. Spüren Sie, wie angenehm gleichzeitig Ihr Rücken massiert wird, wenn das Becken so in alle Himmelsrichtungen rollt.

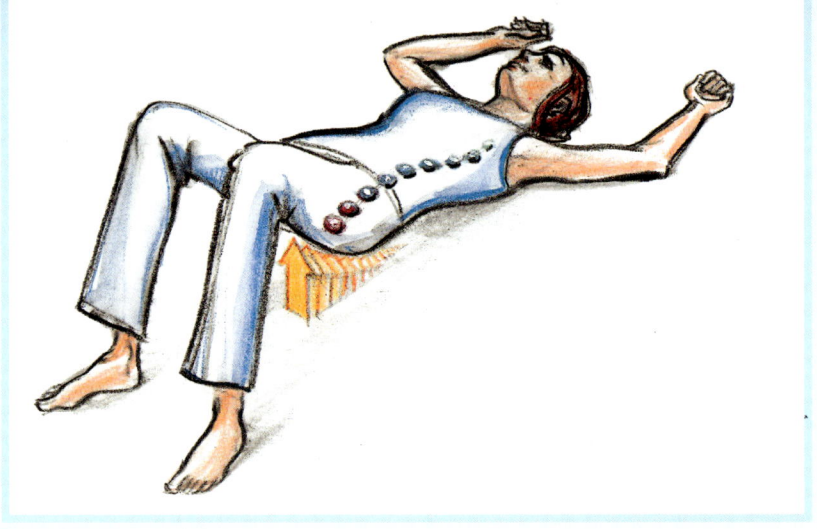

Die Perlenkette

8. URWALDTROMMEL

Bleiben Sie mit angewinkelten
Beinen auf dem Rücken liegen.
Drücken Sie Ihre Fersen in den
Boden. Mit einem kleinen Impuls
aus dem Beckenboden heben Sie
Ihr Becken leicht an und tippen
kurz auf den Boden. Stellen Sie
sich vor, Sie liegen auf einer
großen Trommel und klopfen mit
Ihrem Becken einen kurzen raschen Takt: bum, bum, bum ...

9. AUSKLANG:
DIE PERLENKETTE

Legen Sie sich behaglich auf den
Boden. Die Beine sind angewinkelt, der Kopf kann mit einem
kleinen Kissen unterstützt werden. Und nun stellen Sie sich vor,
Ihre Wirbelsäule vom Steißbein
bis hinauf zum letzten Halswir-
bel ist eine wunderbare Perlenkette. Während Sie jetzt kleine,
leichte Bewegungen mit der
Wirbelsäule machen, Schlängel-
bewegungen von links nach
rechts und von rechts nach links,
spüren Sie sehr aufmerksam
die einzelnen Abschnitte Ihrer
Wirbelsäule.
Vielleicht entsteht ganz von allein
schon jetzt vor Ihrem inneren
Auge das Bild dieser wunderbaren
Perlen, echte Kostbarkeiten.
Lassen Sie sich überraschen, wie
diese Perlen aussehen, welche
Form und Farbe sie haben, aus
welchem Material sie bestehen.
Und es ist auch denkbar, dass Ihre
Perlenkette aus höchst unter-
schiedlichen Perlen zusammen-
gesetzt ist. Dann lassen Sie diese

kleine Bewegung verklingen und spüren noch einmal nach. Spannen Sie den Beckenboden an und heben Sie langsam das Becken vom Boden. Stellen Sie sich vor, wie Sie die Perlenkette in Ihrem Rücken Perle für Perle vom Boden heben und dann wieder nach und nach ablegen, den Beckenboden entspannen. Machen Sie das einige Male, dann ruhen Sie sich aus.

Reihe 3 Beckenboden direkt: Übungen für Kraft und Ausdauer

Was diese Übungen bewirken:
Nachdem Sie im Kapitel «Anatomie – ganz sinnlich» (S. 12) und in den vorherigen zwei Übungsreihen Ihren Beckenboden schon recht gut kennen gelernt haben und seine reflektorischen Funktionen verfeinert haben, können Sie ihn jetzt gezielter trainieren. Das gibt ihm Kraft und Ausdauer. Wenn Sie sich nach einiger Zeit des Übens selbst untersuchen, können Sie vielleicht sogar spüren, dass der Muskel dicker und fester geworden ist.

Es hilft allerdings wenig, wenn Sie sich überfordern. Es ist ganz normal, wenn Sie zu Anfang auch Ihre Bauchmuskulatur, Ihre Beine, Ihren Po und Ihr Gesicht mit anspannen. Das ist ein Signal dafür, dass Sie nicht an der richtigen Stelle anspannen oder dass der Beckenboden an die Grenze seiner momentanen Leistungsfähigkeit gekommen ist und alle seine «Freunde» zu Hilfe ruft. Dann lösen Sie die Spannung und fangen Sie neu an. Bei diesen Übungen ist der Weg das Ziel, und mit der Zeit wird es Ihnen immer besser gelingen, nur die unbedingt notwendigen Muskeln anzuspannen und den Rest des Körpers weitgehend locker zu lassen.

Schauen Sie sich zur Erinnerung noch einmal die Abbildungen der Beckenbodenmuskeln auf S. 16 bis 18 an.

Sie benötigen einen Hocker und eine Decke.

1. ÄPFEL PFLÜCKEN
Räkeln Sie sich, stellen Sie sich vor, Sie stehen unter einem Baum, der voller Früchte hängt. Gehen Sie auf die Zehenspitzen, greifen

Sie abwechselnd mit der linken und der rechten Hand hoch und pflücken Sie sich nach und nach einen ganzen Korb voll Äpfel.

2. ZAUBERKREUZ

Heben Sie Ihr linkes Knie schräg vor dem Körper an und kommen Sie ihm mit dem rechten Ellbogen entgegen. Sie brauchen sich nicht zu berühren; wichtiger ist, dass Ihr Oberkörper dabei aufgerichtet bleibt. Dann bringen Sie den linken Ellbogen zum rechten Knie. Machen Sie immer im Wechsel weiter.

Die Basisübung

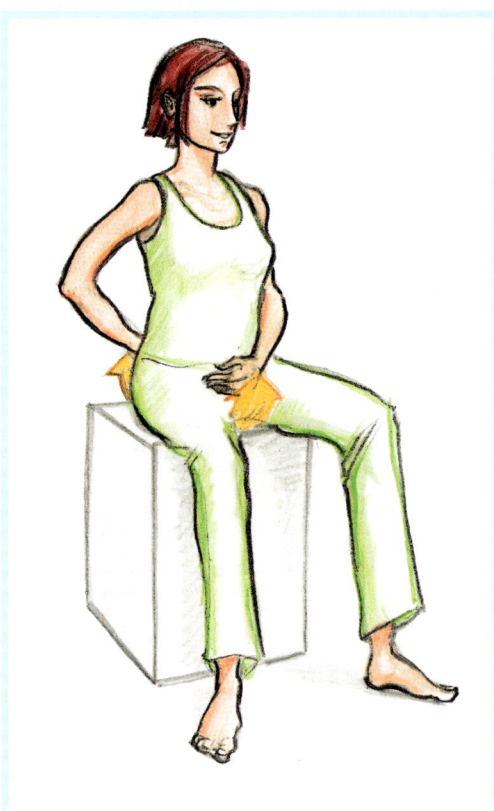

3. HURRA

Heben Sie das linke Knie gerade an, dabei strecken Sie beide Arme zur Decke. Dann senken Sie das linke und heben das rechte Knie, dabei klatschen Sie unter dem rechten Oberschenkel in die Hände. Fahren Sie immer im Wechsel fort, bis Sie außer Atem kommen.

4. BASISÜBUNG

Sie sitzen auf dem Hocker, Ihre Füße stehen flach am Boden, die Beine sind genau so weit gespreizt, wie es Ihnen angenehm ist.

92

Spüren Sie, wie Sie an vier Punkten – an Ihren beiden Fersen und an den Sitzbeinhöckern – fest in Ihrem Untergrund verankert sind. Der Oberkörper ist aufgerichtet, die Schultern sind entspannt, Ihr Blick ist frei.

Eine Hand liegt an der Oberkante Ihres Schambeins, die andere auf dem Kreuzbein. Sie können sich vorstellen, wie Ihr Beckenboden zwischen Ihren beiden Händen aufgespannt ist.

Wenn es Ihnen unbequem ist, die Hände so am Becken zu halten, können Sie sie auch auf den Oberschenkeln ablegen.

Spannen Sie jetzt die untere Beckenbodenschicht (die Acht) zwischen Steißbein und Schambein zu ihrem Zentrum, dem Dammpunkt, hin an und lassen Sie sie wieder los.

Spannen Sie die Muskulatur erneut an und ziehen Sie die mittlere Schicht (das Dreieck) zwischen den Schambeinästen zusammen. Diese Bewegung geht nach innen und oben. Ziehen Sie die Spannung hoch zur Oberkante des Schambeins, verschließen Sie dabei Blase und Scheide.

Das Schambein rollt jetzt automatisch in Richtung Nabel. Halten Sie die Spannung einen Moment, dann lösen Sie sie wieder.

Beginnen Sie von vorn: den untersten Muskelstrang zur Mitte hin zusammenziehen, das vordere Dreieck nach innen hochziehen, das Schambein Richtung Nabel rollen und jetzt diese Spannung halten. Ihr Oberkörper bleibt dabei gerade aufgerichtet.

Spannen Sie jetzt den innersten Teil des Beckenbodens (den Fächer) dazu an und ziehen Sie ihn zum Kreuzbein hoch, richten Sie dabei das Becken auf.

Halten Sie die Spannung des Beckenbodens und ziehen Sie alles noch ein wenig mehr zur Mitte zusammen und nach innen hoch. Atmen Sie dabei weiter und halten Sie die Spannung so lange, wie es Ihnen möglich ist.

Dann können Sie die Anspannung langsam, genüsslich und vollständig lösen, den ganzen Körper lockern und räkeln.

Machen Sie eine kleine Pause, die etwa doppelt so lang sein sollte wie die Anspannung. In dieser Zeit werden die Muskelfasern gut durchblutet und mit neuer Energie versorgt.

Führen Sie die Basisübung dreimal aufmerksam durch. Danach zwinkern Sie zur Entspannung einige Male: Machen Sie mit Ihrem Beckenboden kleine leichte Bewegungen, so, als ob Sie jemandem fröhlich zublinzeln.

5. SCHAUKELPFERD

Sie sitzen entspannt aufgerichtet auf dem Hocker, Ihre Hände liegen locker auf den Oberschenkeln. Spannen Sie jetzt wie in der Basisübung den Beckenboden schichtweise an: Die Acht konzentriert sich zu ihrem Zentrum, dem Dammpunkt, hin, das vordere Dreieck zieht sich nach innen hoch, das Becken rollt mit dem Schambein in Richtung Nabel, der innerste Muskel zieht das Becken nach hinten hoch, das Becken richtet sich auf.

Halten Sie diese Grundspannung und stellen Sie sich vor, Ihr Beckenboden ist wie ein Schaukelpferd, auf dem Sie vor und zurück schaukeln. Nach vorn: Der Beckenboden zieht das Schambein zum Nabel. Nach hinten: Der Beckenboden zieht sich zum Kreuzbein hin. Der Oberkörper bleibt dabei aufgerichtet und Ihr Gesicht entspannt.

Schaukeln Sie dreimal vor und zurück, dann entspannen Sie gründlich, lächeln und zwinkern ein wenig mit dem Beckenboden. Probieren Sie bei dieser Übung folgendes Atemmuster: Ausatmen, wenn sich das Schambein zum Nabel rollt und es im Bauchraum ohnehin enger wird; einatmen, wenn sich das Becken aufrichtet und viel Raum entsteht.

6. MARIONETTE

Stellen Sie sich vor, vorn an Ihrem Schambein und hinten zwischen Steißbein und Kreuzbein (das ist genau dort, wo die Pofalte beginnt) ist je ein Faden befestigt, den Sie in den Händen halten. Sie bauen die Basisspannung auf (Acht, Dreieck, Fächer); dann ziehen Sie an dem imaginären Faden nach vorn: Die Muskeln des Beckenbodens nehmen die Spannung auf, das Schambein rollt zum Nabel. Sie ziehen am Faden nach hinten hoch: Der innerste Muskel spannt sich an, das Becken richtet sich auf. Ziehen Sie dreimal hin und her und atmen Sie aus, wenn das Becken vorn ist, und ein, wenn es sich aufrichtet.

Dann lassen Sie gründlich locker, räkeln, lächeln und zwinkern.

7. FREIHÄNDIG

Sie sitzen weiterhin aufrecht auf dem Hocker, die Schultern bleiben entspannt, und Sie strecken beide Arme waagerecht zur Seite aus. Bauen Sie die Basisspannung auf. Ziehen Sie den Beckenboden zum Schambein, es rollt Richtung Nabel, und dann wieder zum Kreuzbein, das Becken richtet sich auf. Bewegen Sie sich dreimal hin und her. Dabei bleibt, das kennen Sie nun schon, Ihr Gesicht entspannt und der Oberkörper aufgerichtet. Die Schultern sind locker, und auch die Beine haben Pause.

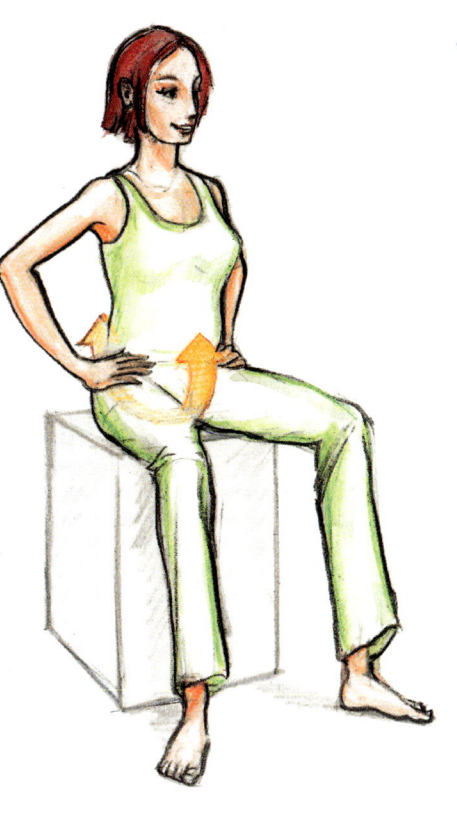

Die Ballerina

8. BALLERINA

Stützen Sie jetzt Ihre Hände locker in die Taille, nicht wie eine wütende Marktfrau, sondern wie eine anmutige Ballerina. Ihr Kopf ist elegant angehoben, der Nacken ist lang, die Schultern sind entspannt. Nun bauen Sie wieder die Basisspannung auf. Mit der Kraft aus dem Beckenboden bewegen Sie das Becken nach vorn und lassen sich von der inneren Muskulatur nach hinten hoch tragen, fast wie von allein, kraftvoll und leicht zugleich. Wiederholen Sie die Übung dreimal, lösen Sie die Spannung und werfen Sie dem Publikum mit dem Mund und mit dem Beckenboden Küsse zu.

9. HOCKERLAUF

Nach diesen sehr konzentrierten Übungen dürfen Sie jetzt einen ganz besonderen Fitnesslauf machen. Dabei bleiben Sie auf dem Hocker sitzen, wie immer gut aufgerichtet, beide Füße stehen flach am Boden, Ihr Kopf ist hoch erhoben, die Schultern sind locker. Jetzt drücken Sie den rechten Fuß fest in den Boden, die Spannung erreicht Ihren Beckenboden, das Becken hebt sich rechts ein wenig an. Während Sie rechts die Spannung wieder lösen, drücken Sie den linken Fuß in den Boden.

«Laufen» Sie so einige Minuten, und wie beim richtigen Lauf machen auch Ihre Arme mit. Leicht angewinkelt zieht der rechte Arm nach vorn, wenn der linke Fuß auftritt, und umgekehrt. Wechseln Sie das Tempo: eine Minute schnell, eine Minute langsam und so weiter im Wechsel.

10. AUSKLANG: MIENENSPIEL

Ihr Beckenboden ist reflektorisch mit dem Gesicht verbunden. Wenn Sie die Stirn kraus ziehen und die Zähne zusammenbeißen, spannt sich der Beckenboden an, wenn Sie lächeln, freut er sich auch. Es ist also sinnvoll, wenn Sie nun zur Entspannung dem Gesicht ein wenig Aufmerksamkeit widmen. Bringen Sie erst einmal Ihre Gesichtszüge gründlich durcheinander. Ziehen sie Grimassen, runzeln Sie die Stirn, reißen Sie die Augen und den Mund weit auf, bewegen Sie den Unterkiefer hin und her, versuchen Sie, mit den Ohren zu wackeln. All die kleinen und großen Muskeln in Ihrem Gesicht freuen sich, wenn sie sich einmal außerhalb der eingefahrenen Gleise bewegen dürfen. Dann trommeln Sie mit den Fingerspitzen von der Stirn bis hinunter zum Hals. Wenn Sie mögen, können Sie auf diese Weise auch eine schöne Creme auf die Haut auftragen.

Reihe 4 Teamarbeit: Übungen für die Muskulatur rund um das Becken

Was diese Übungen bewirken: Gemeinsam sind wir stark. Das gilt auch für unsere Muskeln (siehe S. 23). Jetzt ist Ihr Beckenboden schon so kräftig geworden, dass er mit den Muskeln von Rücken, Bauch, Po und Beinen mithalten kann. Und indem alle zusammenarbeiten, wird jeder einzelne stärker. Die Grundspannung des Körpers verbessert sich. Bei all diesen Übungen ist der Beckenboden die treibende Kraft. Von ihm geht der Bewegungsimpuls aus. Wichtig ist nur, dass Sie sich nicht stärker anstrengen, als Ihr Beckenboden aushalten kann. Wenn Sie spüren, dass die Spannung nachlässt, ent-

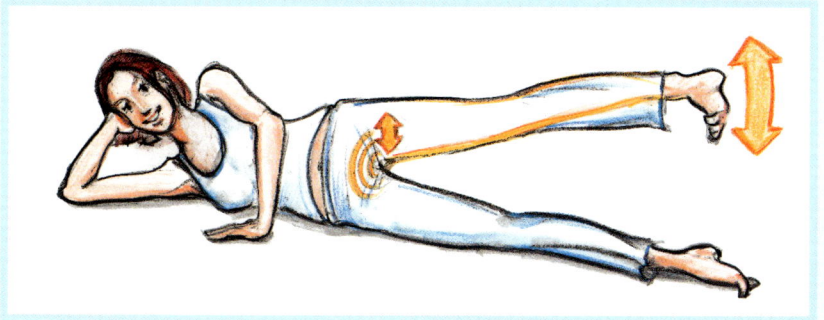

Heben und Senken

spannen Sie den ganzen Körper und machen eine kleine Pause.
Sie benötigen eine Decke.

1. FÜSSE KREISEN LASSEN
Räkeln Sie sich auf dem Boden in alle Richtungen. Dann setzen Sie sich mit gestreckten Beinen hin und lassen die Füße links- und rechtsherum kreisen. Machen Sie abwechselnd kleine schnelle und große langsame Kreise.

2. POGANG
Bleiben Sie aufrecht mit gestreckten Beinen sitzen. Schieben Sie jetzt abwechselnd das rechte und das linke Bein nach vorn und wandern Sie so ein Stück durch den Raum und wieder zurück. Der Impuls der Bewegung kommt bei jedem Schritt aus dem Beckenboden.

3. HEBEN UND SENKEN
Legen Sie sich auf die Seite, stützen Sie den Kopf in die Hand. Mit der anderen Hand können Sie sich am Boden abstützen. Heben Sie das obere Bein ein wenig an, drehen Sie die Ferse zum Himmel. Jetzt ziehen Sie innerlich den Beckenboden zusammen und lassen dann wieder locker. Das Bein folgt dem Impuls und macht ganz kleine Bewegungen nach oben und unten, etwa 10- bis 15-mal auf und ab. Zunächst wird die Bewegung etwas unkoordiniert und noch nicht so rhythmisch sein: Dann ist es genau richtig. Noch einmal zur Erinnerung: Ihr Beckenboden gibt den Ton an!
Bitte atmen Sie während der Übung weiter und wiederholen Sie sie auf der anderen Seite.

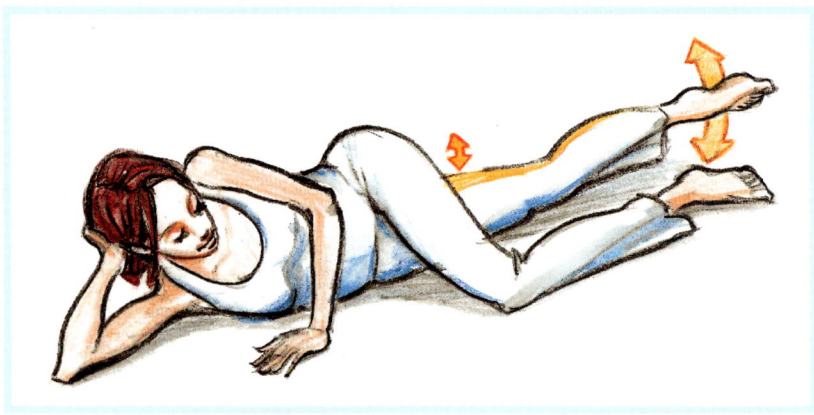

Die Innenseite stärken

4. DIE INNENSEITEN STÄRKEN

Sie liegen weiterhin auf der Seite, der Kopf ist aufgestützt. Ziehen Sie sich erst mal ganz lang. Legen Sie das obere Knie vor dem unteren auf den Boden, heben Sie das untere Bein ganz leicht an, und mit kleinen Impulsen aus dem Beckenboden hebt und senkt sich das Bein ein wenig. Wieder 10- bis 15-mal wiederholen, dabei weiteratmen und so entspannt wie möglich gucken.
Räkeln Sie sich und wechseln Sie auf die andere Seite.

5. KNIELIFT

Diese Übung trainiert Sie rundum: Rücken, Bauch und Beckenboden freuen sich! Gehen Sie in den Vierfüßlerstand und rollen Sie Ihre Zehen ein. Dann drücken Sie die Füße fest in den Boden. Die Spannung steigt, erreicht Ihren Beckenboden, der zieht sich zum Nabel, der Rücken rundet sich, die

Knielift

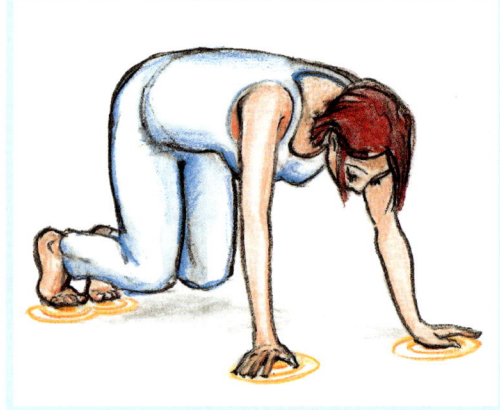

Knie heben sich einige Zentimeter vom Boden ab. Bleiben Sie einen Atemzug lang so, dann senken Sie die Knie wieder. Machen Sie etwa zehn Wiederholungen. Versuchen Sie auszuatmen, wenn die Spannung steigt und der Bauchraum kleiner wird, und einzuatmen, wenn Sie die Knie senken.

6. DER DREH

Legen Sie sich auf den Rücken, stellen Sie den linken Fuß auf das rechte Knie. Legen Sie die Hände hinter die Ohren. Der Impuls geht wieder vom Beckenboden aus: Atmen Sie aus, spannen Sie die Muskulatur an und drehen Sie den rechten Ellbogen zum linken Knie. Dabei hebt sich der Oberkörper rechts etwas an, die linke Schulter bleibt am Boden. Die Betonung der Bewegung liegt auf der Drehung. Legen Sie die rechte Schulter wieder ab, atmen Sie ein und lassen Sie den Beckenboden los. Spannen Sie die Muskeln erneut an und wiederholen Sie die Übung 10- bis 15-mal, dann wechseln Sie die Seite. Ihr Beckenboden hat dabei gut zu tun, und Ihre Bauchmuskeln freuen sich!

Der Dreh

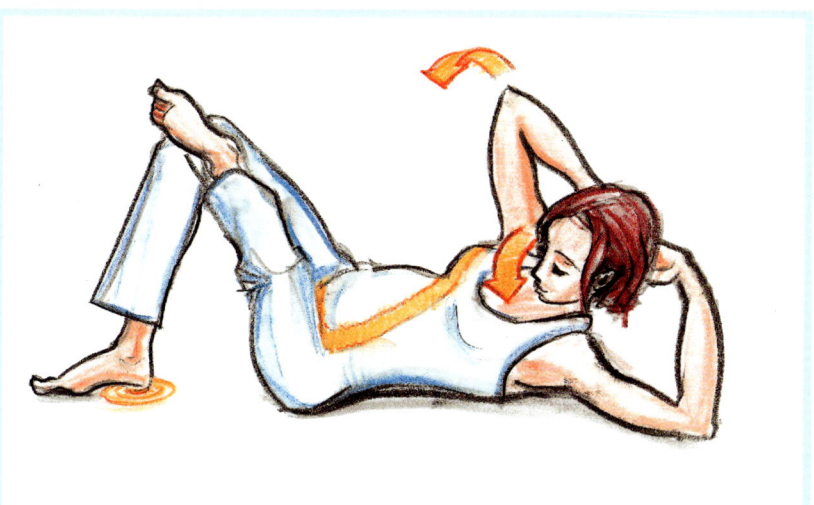

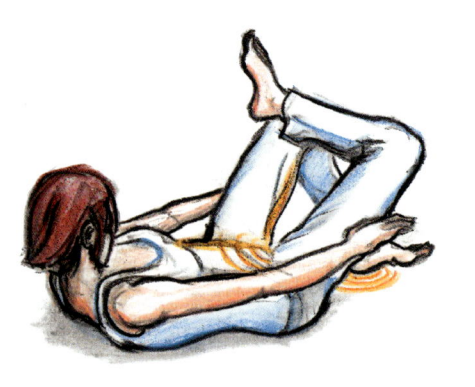

Ruck, zuck!

Seiten des Körpers vorbei nach unten aus. Atmen Sie weiter. Das kurze kräftige Anspannen des Beckenbodens setzt sich nach oben fort, und Ihr Oberkörper folgt mit kleinen, ruckartigen Bewegungen. Machen Sie das 10- bis 15-mal, dann legen Sie den Kopf, von den Händen unterstützt, wieder ab. Sie haben sich eine kleine Pause verdient, ehe Sie die Übung wiederholen und dabei den linken Fuß auf das rechte Knie legen.

7. RUCK, ZUCK!

Sie bleiben auf dem Rücken mit angewinkelten Beinen, der rechte Fuß liegt auf dem linken Knie, die Hände sind im Nacken. Mit dem Ausatmen drücken Sie die linke Ferse in den Boden. Spannen Sie den Beckenboden an, Ihre Hände heben den Kopf ein wenig an, dann strecken Sie sie an den

8. DIE ULTIMATIVE BAUCHÜBUNG

Diese Übung darf zwar anstrengend sein, aber keine Beschwerden bereiten. Wenn Sie dabei Schmerzen im Rücken oder Nacken verspüren, lassen Sie sie weg und testen Sie sie später noch einmal.

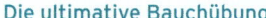

Die ultimative Bauchübung

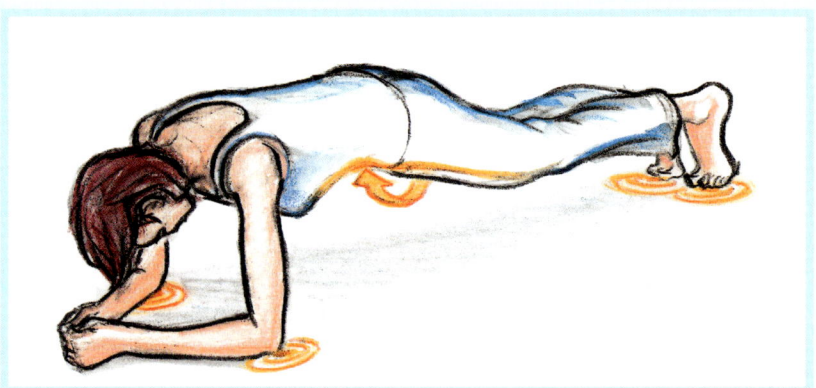

Legen Sie sich auf den Bauch, stützen Sie sich auf die Unterarme. Die Zehen werden eingerollt. Drücken Sie mit dem Ausatmen die Füße fest in den Boden, die Spannung steigt, Sie spannen den Beckenboden an, das Schambein rollt zum Nabel, und der Bauch hebt sich von der Unterlage ab. Bleiben Sie einige Atemzüge lang in dieser Haltung, dann lassen Sie sich wieder zum Boden sinken. Machen Sie die Übung dreimal und steigern Sie im Lauf der nächsten Tage die Dauer der Anspannung. Zählen Sie erst bis fünf, dann bis zehn, dann bis fünfzehn ... Ob Sie es glauben oder nicht: Auch bei dieser Übung kann Ihr Gesicht entspannt bleiben.

9. AUSKLANG: SCHÖN SCHRÄG

Legen Sie sich auf den Rücken, die Beine sind angewinkelt. Drücken Sie die Fersen fest in den Boden, spannen Sie den Beckenboden an, das Schambein rollt zum Nabel, das Becken hebt sich, der Rücken folgt Wirbel für Wirbel nach, bis nur noch die Schultern und die Fersen den Boden berühren. Versuchen Sie, einige Atemzüge lang entspannt so zu bleiben, dann legen Sie den Rücken Wirbel für Wirbel wieder ab.

Schwanger gehen

Viele Frauen begegnen ihrem Beckenboden in der Schwangerschaft zum ersten Mal bewusst. Jetzt ist die richtige Zeit dafür, ihn auf eine leichte, spielerische Weise kennen zu lernen. Die Anregungen in Kapitel 2 helfen Ihnen dabei. Ihr Beckenboden hat nun eine tragende Rolle. Unterstützen Sie ihn, indem Sie bewusst auf eine gute aufrechte Haltung achten (siehe S. 24: Stern, Schale Wurzeln). Vielleicht hilft Ihnen jetzt auch die Vorstellung, dass Ihr Kind, wenn Ihr Becken aufgerichtet ist, darin ruht wie ein Ei im Eierbecher. Wenn Sie lernen, Ihr Becken frei zu bewegen, werden Sie weniger unter Rückenschmerzen leiden: Ich empfehle Ihnen die Übungen der Reihe 2. Die Übungsreihe 1 entlastet Ihre Venen. Das tut gut, wenn Ihr Becken und Ihre Beine sich schwer und geschwollen anfühlen. Außerdem wecken die Übungen die spontanen

Reaktionen Ihres Beckenbodens. So wird Ihnen bewusst, dass er seiner Aufgabe gewachsen sein wird.

Bei der Geburt ist Ihr Beckenboden das Tor ins Leben für Ihr Kind. Seine einzigartige Konstruktion macht es möglich, dass der Kopf des Kindes die verschiedenen Muskelstränge wie schwere Theatervorhänge zur Seite schiebt, wenn es die Bühne der Welt betritt. Die Muskulatur dehnt sich, damit Ihr Baby hindurchschlüpfen kann. Das geht umso besser, je elastischer die Fasern sind. Wie jeder Muskel ist auch der Beckenboden dehnungsfähiger, elastischer und weniger verletzungsgefährdet, je lebendiger und besser durchblutet er ist. Also spielen Sie mit ihm: Geben Sie ihm immer wieder kleine zarte Impulse, wie Schmetterlinge in der Tiefe des Beckens (S. 36), lächeln Sie mit dem Beckenboden Ihrem Kind zu (S. 56), «küssen» Sie, «essen Sie Kirschen» (S. 36): All das verbessert die Durchblutung, die Muskelfasern sind dann gut genährt und locker, und sie können sich leichter dehnen. Die Phantasieübung «Lotosblüte» (S. 37) lädt Sie dazu ein, sich innere Bilder davon zu machen, wie sich Ihr Beckenboden öffnen und wieder schließen kann.

Weitere interessante Anregungen, wie Sie Ihr Wohlbefinden in der Schwangerschaft genussvoll verbessern können und sich dabei auf die Geburt vorbereiten, finden Sie in dem Buch «Ich bin schwanger: fit, schön und gesund» (Margarita Klein bei rororo).

Was diese Übungen bewirken: Sie machen Ihnen den Beckenboden auf eine leichte, spielerische Weise bewusst, verbessern die Spannung im Becken und bereiten auf die Geburt vor.

Sie benötigen eine Decke, vielleicht ein Kissen.

1. RÄKELN

Räkeln Sie sich genüsslich am Boden und beobachten Sie dabei, welcher Teil Ihres Körpers sich gut anfühlt, welcher eher müde oder verspannt wirkt. Räkeln Sie auch Ihr Gesicht und Ihren Beckenboden.

2. SCHULTERN KREISEN

Setzen Sie sich aufrecht in den Schneidersitz, vielleicht mit einem Kissen unter dem Po. Lassen Sie die Hände entspannt im Schoß ruhen und die Schultern bewusst sinken. Beginnen Sie zunächst mit einer Schulter riesengroße Kreise zu beschreiben. Wiederholen Sie das mit der anderen Schulter, dann mit beiden gleichzeitig. Der Kopf bleibt hoch aufgerichtet in der Mitte.

Am Rücken, in der Mitte zwischen den Unterkanten der Schulterblätter (etwa da, wo viele BHs ihren Verschluss haben), liegt eine Körperzone, die reflexartig mit dem Beckenboden verbunden ist. Lockerungsübungen oder angenehme Wärme beeinflussen den Beckenboden positiv. Die schönste Wärme geht natürlich von der Hand eines liebevollen Mitmenschen aus, wenn er sie dort eine Weile ruhen lässt. Das kann auch während der Geburt sehr angenehm sein.

3. DIE BEINE AUFWECKEN

Strecken Sie Ihre Beine aus und klopfen Sie mit lockeren Fäusten die Beine entlang zu den Füßen und wieder hinauf bis zum Becken. Wiederholen Sie das einige Male, bis sich Ihre Beine frisch und wach anfühlen.

4. MONDSCHAUKEL

Sitzen Sie wieder aufrecht auf dem Boden, vielleicht mit einem Kissen, legen Sie die Fußsohlen gegeneinander und zwinkern Sie einige Male mit dem Beckenboden.
Legen Sie die Ellbogen an die Knie und lehnen Sie sich mit dem Gewicht Ihres Oberkörpers nach rechts. Das Knie senkt sich zum

Boden. Schicken Sie einen kleinen Impuls in den Beckenboden, richten Sie sich wieder auf und lehnen Sie sich nach links. Schaukeln Sie zwei Minuten lang hin und her, als ob Sie – gemeinsam mit Ihrem Baby – auf einer liegenden Mondsichel säßen. Entspannen Sie die Beine wieder.

5. MIT DEN FLÜGELN SCHLAGEN

Setzen Sie sich hin wie in der vorherigen Übung, umfassen Sie die aneinander gelegten Füße mit den Händen und ziehen Sie sie möglichst dicht an Ihr Becken heran. Jetzt bewegen Sie Ihre Knie langsam auf und ab, so, als ob Sie mit großen Flügeln schlagen, dann wechseln Sie zu kleinen, flatternden Schlägen. Machen Sie das im Wechsel insgesamt eine Minute lang und atmen Sie dabei ruhig weiter. Strecken Sie Ihre Beine aus und entspannen Sie sich. Diese Übung dehnt die Innenseiten der Oberschenkel.

6. BECKENWIEGE

Legen Sie sich auf den Rücken und winkeln Sie Ihre Beine an (wenn Sie nicht auf dem Rücken liegen können, geht es auch in Seitenlage). Stellen Sie sich vor, wie Ihr Baby in Ihrem Becken

103

liegt, und schaukeln Sie es hin und her, vor und zurück. Lassen Sie es mit einer kreisenden Bewegung Karussell fahren. Die Beine bleiben dabei ruhig stehen. Spüren Sie, wie gleichzeitig Ihr Rücken auf dem Boden eine sanfte Massage bekommt. Beginnen Sie jede Bewegung mit einem Impuls aus dem Beckenboden und atmen Sie ruhig dabei weiter.

Diese Übung beugt Rückenbeschwerden vor, verbessert die Beweglichkeit des Beckens und versorgt den Beckenboden mit frischer Energie. Machen Sie diese Übung immer, wenn Sie sich schlapp und kraftlos fühlen oder wenn Sie sehr angespannt sind.

7. DAMMMASSAGE

Mit regelmäßigen Massagen können Sie einen Beitrag dazu leisten, dass das Gewebe des Dammes, des Bereichs zwischen Scheidenausgang und Darmausgang, für die Geburt elastischer und dehnungsfähiger wird. Setzen Sie sich entspannt angelehnt hin und schieben Sie Ihren Daumen in die Scheide. Fassen Sie das Gewebe des Damms zwischen Daumen und Zeigefinger. Kneten Sie es einige Minuten lang so kräftig durch, wie es Ihnen gefällt. Ein wenig Weizenkeimöl macht die Massage noch angenehmer.

8. DIE GOLDENE KUGEL

Machen Sie es sich sehr bequem, sitzend oder liegend, und stellen Sie sich vor, innen auf Ihrem Beckenboden liegt eine kleine goldene Kugel. Mit kleinen Muskelimpulsen bringen Sie jetzt die Kugel in Bewegung. Lassen Sie sie hin und her und rundherum rollen. Spüren Sie die Wärme und Lebendigkeit tief in Ihrem Becken. Wie immer bei diesen Phantasieübungen kann es eine Weile dauern, bis Sie sich das Bild vorstellen können und die Empfindungen nach und nach deutlicher werden. Diese kleinen Impulse, verbunden mit dem Bild und der Körperwahrnehmung, harmonisieren den Fluss der Energie, sorgen für eine gute Durchblutung und machen die Muskeln elastischer und kräftiger zugleich, damit sie während der Schwangerschaft das Baby sicher tragen und ihm bei der Geburt den Weg ins Leben leichter öffnen können.

Nach einer Geburt:
Sich wieder finden

Da ist es nun, das Baby, und nach dem gewaltigen Sturm sind Körper und Seele der Mutter in Aufruhr. Die Erlebnisse der Geburt wollen verarbeitet werden, und gleichzeitig ist da ein ganz neuer Mensch, der seine Wünsche und Bedürfnisse auf überraschende Weise ausdrückt. Körper und Seele der Mutter sind jetzt weich und offen. Das ist gut so; sie ist bereit, die Signale ihres Babys mit allen Sinnen wahrzunehmen und ihm ein weiches, warmes Nest zu bieten. Gleichzeitig ist diese Weichheit für viele Frauen irritierend. Milch, Schweiß und Tränen fließen, Körper und Seele scheinen aus den Fugen geraten zu sein. Im Lauf der nächsten Wochen und Monate werden Sie sich wiederfinden, langsam, Schritt für Schritt. Vor allem brauchen Sie jetzt Zeit und einen geschützten Rahmen, jemanden, der Sie versorgt, der Ihnen ein Nest bereitet. Dann können Sie in Sicherheit und Geborgenheit sowohl Ihr Kind als auch sich selbst annehmen. Ihr Beckenboden ist dabei sowohl Ihre Basis und Kraftzentrale als auch Ihre schwächste Stelle. Die gedehnte und vielleicht auch verletzte Muskulatur braucht Zeit und liebevolle Zuwendung, damit sie heilen kann. Mehr darüber, was Sie in der spannenden Zeit nach der Geburt für sich tun können, erfahren Sie in dem Buch «Das tut mir gut nach der Geburt» (Margarita Klein und Maria Weber bei rororo).

Probieren Sie vorsichtig aus, was jetzt angenehm ist. Können Sie schon «zwinkern»? Prima! Auch schon ein wenig fester anspannen und loslassen? Oder das lieber noch nicht?

Übungen für das Wochenbett sollten die Frau dabei unterstützen, dass sie wieder zu sich selbst findet; das heißt auch, dass sie wieder ein Gefühl für ihren Körper bekommt. Durch zarte Anspannung und Entspannung aller Körperbereiche verbessert sich der Muskeltonus und damit auch häufig der Blutdruck und das Wohlbefinden. Der Beckenboden wird im Wochenbett mit viel freundlicher Aufmerksamkeit bedacht. Pflegen Sie ihn mit Hingabe: Er hat Großes vollbracht und fühlt sich jetzt vielleicht geschunden und verletzt. Lagern Sie Ihr Becken möglichst oft hoch, zum Beispiel über den Gymnastikball oder über eine dicke Deckenrolle, das fördert den Rückfluss des Blutes zum Herzen und hilft bei Schwellungen und Stauungen. Sitzbäder, zum Beispiel mit Eichenrindeextrakt, fördern die Heilung der Wunden. Klitzekleine Bewegungen wie das Blinzeln, das aber nie schmerzhaft sein sollte, fördern die Wundheilung und bewirken, dass die auseinander gezerrten Nervenenden wieder zueinander finden.

Rücken und Becken sind nach der Geburt und vielleicht auch durch eine zunächst noch etwas angestrengte Haltung beim Stillen des Kindes oft verspannt. Zarte Dehnung hilft. Und die Bauchmassage ist der krönende Abschluss: Wenn Sie die Hände auf Ihren Bauch legen, spüren Sie seine Weichheit und seine Fülle. Auch wenn es gerade nicht dem Schönheitsideal entsprechen mag, ist diese Fülle der Zustand, in dem Sie sich jetzt befinden. Solange Sie nicht versuchen, sich möglichst schnell wieder in enge Hosen zu zwängen, könnte es auch ein schöner Zustand sein, diese Weichheit. Ihr Kind wird es auf jeden Fall genießen, wenn Mama weich und kuschelig ist. Es dauert unterschiedlich lang, bis die einzelne Frau wieder das Gefühl hat, gut in Form zu sein.

Was diese Übungen bewirken: Sie unterstützen die Heilung, verbessern das Körpergefühl und die Koordination der Bewegungen, regen den Atem an, regulieren Körperspannung und Blutdruck. **Sie benötigen** eine relativ feste aber nicht zu harte Unterlage. Das kann Ihr Bett sein oder eine Decke auf dem Boden mit einer Rolle aus einer Decke oder einem festen Kissen.

1. RÄKELN

Legen Sie sich zunächst auf den Rücken. Räkeln und recken und strecken Sie sich nach Herzenslust. Sie wissen ja, das bringt Spannung in den ganzen Körper. Ihr Baby ist übrigens Meister im Räkeln. Ist Ihnen das schon einmal aufgefallen?

2. NACH DEN STERNEN GREIFEN

Legen Sie sich auf den Rücken, winkeln Sie beide Beine an, strecken Sie die Hände zur Decke und lassen Sie die Schultern auf dem Boden liegen. Jetzt strecken Sie die rechte Hand so hoch wie Sie können und greifen zu den Sternen. Legen Sie die Schulter wieder ab und greifen Sie mit der linken Hand hoch. Holen Sie sich immer abwechselnd mit den Händen die Sterne vom Himmel, legen Sie die Schulter dabei immer wieder am Boden ab. Spüren Sie auf diese Weise, wie

der Raum hinter Ihren Schulter-
blättern weiter wird. Das ist gut
für den Atem, und wenn Sie genau
aufpassen, merken Sie, dass auch
Ihre Bauchmuskulatur mitarbei-
tet.

3. MITSCHWINGEN

Widmen Sie Ihrem Beckenboden
die volle Aufmerksamkeit. Spüren
Sie in Ihren Schoß, erinnern Sie
sich an alles, was Sie über ihn
gehört und erfahren haben. Legen
Sie sehr locker die Hand über den
Schritt; vielleicht sogar, ohne die
Haut zu berühren, wenn Ihnen
das angenehmer ist. Und während
Sie das tun, erlauben Sie Ihrem
Atem, so weit hinunter in den
Bauch zu fließen, wie es nur geht.
Schwingt Ihr Beckenboden schon
wieder mit? Es kann einige Tage
oder sogar Wochen dauern, bis
das Gefühl des Atems in Ihrem
Beckenboden wieder da ist.

4. ZUBLINZELN

Legen Sie beide Hände entspannt
auf den Bauch und zwinkern Sie
mit dem Beckenboden: eine
kleine, feine, fast winzige Bewegung, sehr zart. Machen Sie diese
Blinzelbewegung etwa hundertmal
jeden Tag; machen Sie sie immer,
bevor Sie andere Übungen beginnen.

5. GUMMIBAND

Sie liegen auf dem Rücken, die
Beine sind angewinkelt. Stellen
Sie sich vor, es gibt ein imaginäres
elastisches Band vom Steißbein
zum Schambein und von dort zum
Nabel. Mit dem Ausatmen spannen Sie nun die Beckenbodenmuskulatur leicht an. Das Band vom
Steißbein zum Schambein ver-
kürzt sich, das Schambein rollt
zum Nabel. Der Bauch wird flach,
der Rücken legt sich fest auf
den Boden. Mit dem Einatmen
lassen Sie das Band wieder los,
der Bauch nimmt sich Raum, im
Rücken entsteht wieder eine
kleine Höhle. Machen Sie diese
Übung jeden Tag einige Male.

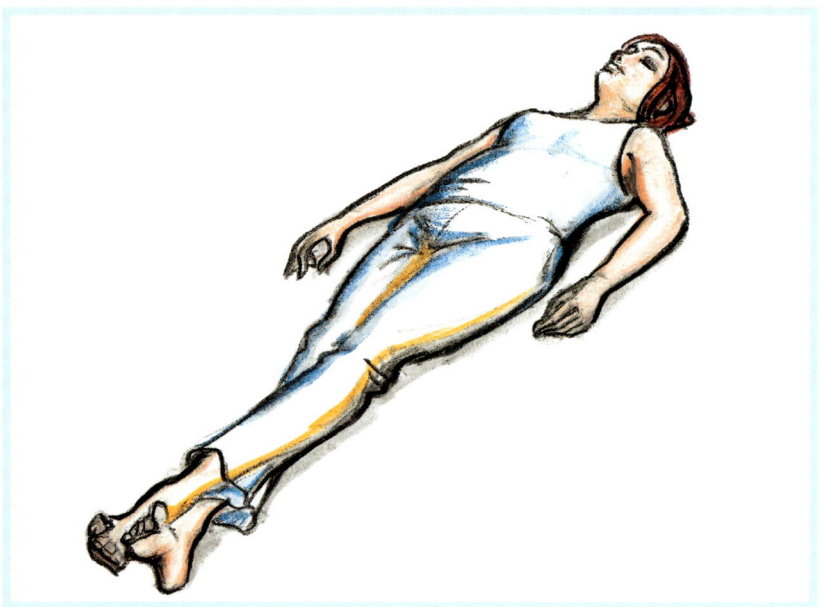

Fest zugreifen

6. FEST ZUGREIFEN

Sie liegen auf dem Rücken, die Beine sind jetzt ausgestreckt. Unter dem Kopf haben Sie ein kleines Kissen, wenn das angenehm ist. Überkreuzen Sie die Beine und drücken Sie die Außenkanten der Füße fest gegeneinander. Die Spannung wächst nach oben: Die Oberschenkel legen sich fest gegeneinander, und jetzt haben Sie auch den Beckenboden gut im Griff. Mit dem Ausatmen fassen Sie so fest zu, wie es Ihnen angenehm ist. Dann lösen Sie die Spannung wieder, vom Becken bis hinunter zu den Füßen. Lassen Sie den Atem einströmen, wenn Sie entspannen, und atmen Sie vor der Anspannung aus. Wiederholen Sie die Übung etwa 5- bis 10-mal.

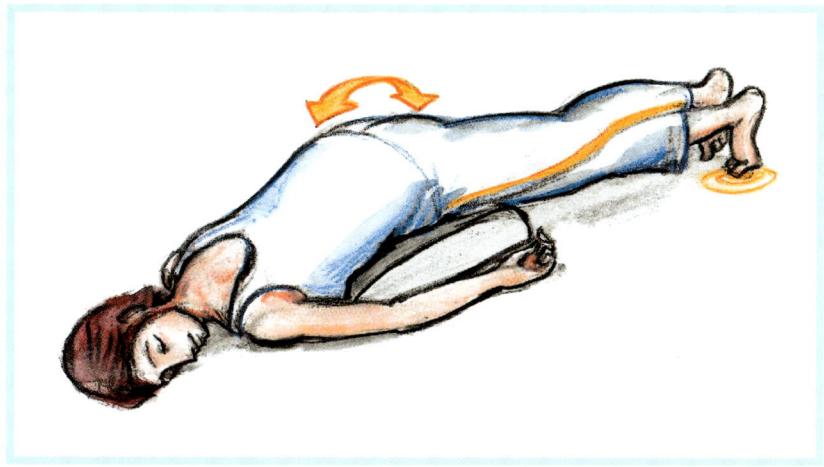

Beckenrolle in Bauchlage

7. BERG UND EBENE

Gehen Sie in den Vierfüßlerstand, achten Sie darauf, dass Ihre Arme und Beine senkrecht sind. Die Hände befinden sich genau unter den Schultergelenken und die Knie unter den Hüftgelenken. Ihr Rücken ist jetzt ganz gerade. Mit dem Ausatmen runden Sie nun den Rücken. Sie stellen sich vor, dass Sie vom Steißbein zum Schambein, vom Schambein zum Nabel und von dort zur Nase an einem unsichtbaren Band ziehen. Atmen Sie dabei aus. Während dann der Atem einströmt, machen Sie den Rücken wieder gerade und lassen den Beckenboden locker.

8. BECKENROLLE IN BAUCHLAGE

Legen Sie sich auf den Bauch. Die Schultern liegen nun flach auf der Unterlage. Eine Rolle aus Decken oder ein festes Kissen unter dem Becken entlastet dabei die Brüste und schont den Rücken und den Nacken. Wie lange haben Sie schon nicht mehr auf dem Bauch gelegen? Genießen Sie diese Position eine Weile. Sie eignet sich auch gut als Ruhestellung und unterstützt die Rückbildung der Gebärmutter. Dann kreuzen Sie die Füße übereinander, drücken die Außenkanten der Füße fest gegeneinander, pressen die

Oberschenkel zusammen und spannen den Beckenboden an. Ziehen Sie die Spannung des Beckenbodens nach vorn zum Schambein, das Schambein bewegt sich in Richtung Nabel. Der Rücken rundet sich ein wenig. Jetzt ziehen Sie die Spannung des Beckenbodens zum Kreuzbein hin. Wenn die Verlängerung Ihres Steißbeins ein kleiner Schwanz wäre, würde er jetzt keck nach hinten herausragen. Halten Sie die Spannung ein wenig, dann lösen Sie sie gründlich. Wiederholen Sie das, so oft Sie mögen.

9. AUSKLANG: BAUCHMASSAGE

Zum Abschluss der Wochenbettgymnastik gönnen Sie sich eine Bauchmassage. Es ist sehr angenehm, wenn eine Freundin oder Ihr Partner diese Massage bei Ihnen macht. Ein duftendes, wärmendes Öl, z.B. einige Tropfen Rosen- oder Lavendelöl, vermischt mit Mandelöl, ist ein zusätzlicher Genuss.

Lehnen Sie sich in einer halb sitzenden, halb liegenden Stellung bequem an, legen Sie beide Hände auf den Bauch, eine Hand ober-

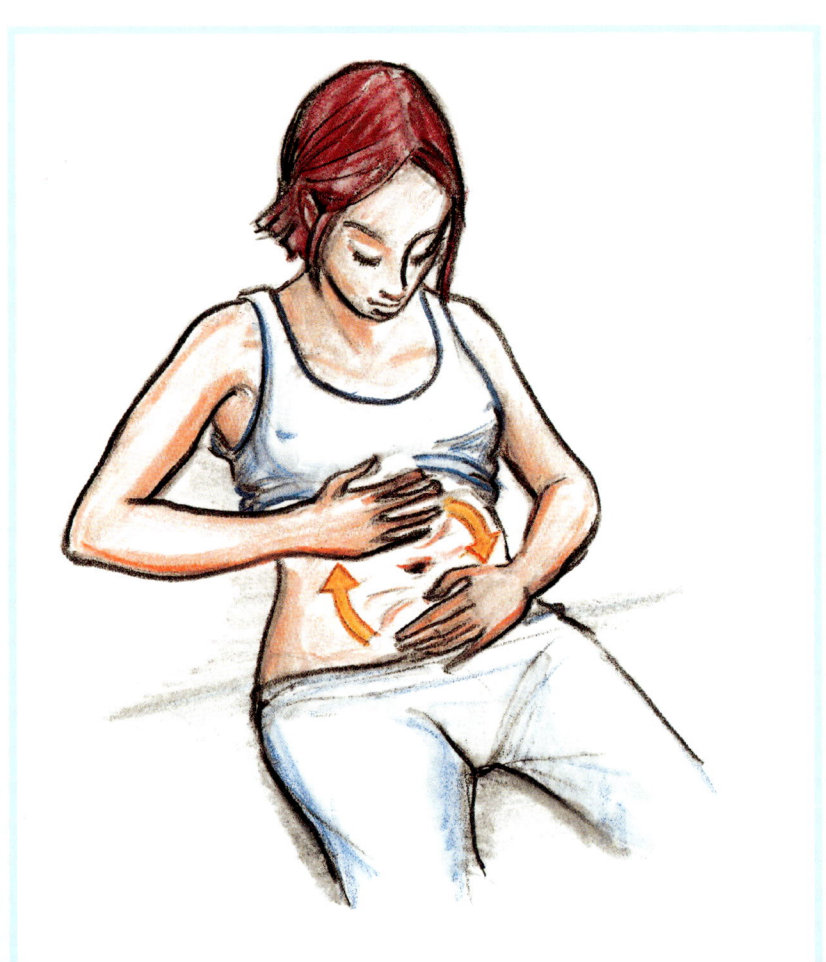

halb des Nabels, die andere darunter. Spüren Sie die weiche Fülle unter Ihren Händen?

Beide Hände fahren nun im Uhrzeigersinn über den Bauch, etwa 10-mal. Wie fest darf die Berührung für Sie sein?

Die Hände streichen sternförmig von den Seiten, von unten und von oben zum Bauchnabel hin. Dort heben Sie das Gewebe etwas an und schütteln es sanft.

Die rechte Hand greift nun links hinter der Taille eine Gewebefalte und zieht sie kräftig zum Bauchnabel hin. Formen Sie sich Ihre Taille! Dann fassen Sie mit der linken Hand rechts um den Körper herum und ziehen das Gewebe ebenfalls zum Nabel. Wiederholen Sie das mehrmals.

Die Finger beider Hände fassen nebeneinander unter der rechten Rippe eine Gewebefalte und lassen diese in Richtung Becken rollen. Dann ergreifen Sie eine weitere Falte, lassen sie parallel zur ersten nach unten wandern und fahren so fort.

Zum Abschluss streichen Sie wieder mit beiden Händen kräftig im Uhrzeigersinn über Ihren Bauch. Spüren Sie einige Minuten nach. Fühlt sich Ihr Bauch wohl, ist er jetzt warm und belebt?

Tipps für den Alltag

Wenn Sie diese Tipps beherzigen, wird Ihr Beckenboden zu Ihrem ständigen Begleiter. Er stützt Sie, wenn Sie stehen, er hält Sie, wenn Sie sitzen, er hebt Sie an, wenn Sie aufstehen oder Treppen steigen, er hilft Ihnen beim Tragen, und beim Sport gibt er Ihnen eine Extraportion Kraft. Eine schöne Haltung und anmutige Bewegungen machen Sie attraktiver, geben Ihnen die Ausstrahlung einer Königin, die ihr Reich sicher regiert. Zu Beginn ist es vielleicht notwendig, sich mehrmals täglich daran zu erinnern. Sie wer-den sich immer wieder bei einer weniger günstigen Haltung erwi-schen. Nach einiger Zeit aber werden Sie merken, dass die neuen Gewohnheiten selbstverständlich geworden sind und es nur noch in Zeiten besonderer Belastungen «Rückfälle» gibt.

Die Königin im Supermarkt

Über das Stehen haben Sie nun schon viel erfahren. Lesen Sie noch einmal auf S. 24 nach oder erinnern

Sie sich jetzt daran: Ihre Wurzeln sind fest in der Erde, die Knie sind locker, das Schambein ist leicht zum Nabel gerollt, der Oberkörper ruht in der Schale Ihres Beckens, der Stern, mit dem Sie durch einen goldenen Faden verbunden sind, zieht Sie sanft nach oben. Eine wahrhaft königliche Haltung, gleichzeitig kraftvoll und entspannt, mit weich fließendem Atem und einem leichten Lächeln auf den Lippen! Nutzen Sie jede Gelegenheit im Alltag, ob in der Warteschlange vor der Kasse oder an einer roten Ampel, um sich selbst Ihre Krone aufzusetzen.

Die Königin latscht nicht, sie schreitet

Behalten Sie diese erhabene Haltung bei, wenn Sie gehen. Setzen Sie bewusst die Ferse des vorderen Fußes auf und geben Sie sich – ausgehend von den Zehen des hinteren Fußes – bei jedem Schritt einen kräftigen Schub nach vorn. Sie werden bald merken, dass Sie auf diese Weise mühelos rascher gehen können, wenn Sie möchten. Der Atem bleibt entspannt. Selbst wenn Sie es sehr eilig haben, behalten Sie ein leichtes Lächeln bei. Ihr Beckenboden bleibt locker und kann seine Arbeit besser tun, als wenn Sie verbissen vor sich hin schauen.

Schlosstreppen steigen

Wenn Sie Treppen steigen, nutzen Sie die Kraft der Reflexe. Stellen Sie einen Fuß leicht auf die obere Stufe, dann geben Sie Druck auf die Zehen des unteren Fußes. Die Spannung im unteren Bein steigt, Ihre Reflexe sorgen dafür, dass sich der Beckenboden anspannt. «Es» hebt Sie empor, fast mühelos und sehr elegant. Der Oberkörper bleibt dabei aufgerichtet, und das Schambein ist ein wenig Richtung Nabel gerollt.

Die Königin sitzt im Thronsaal

Cleopatra hat es auch schon gewusst: Am besten sitzt man eigentlich auf einem Hocker mit gerader Sitzfläche. Die Füße stehen flach am Boden, der Körper ist aufgerichtet und der Kopf entspannt erhoben. Lassen Sie einmal so Ihre Blicke schweifen. Spüren Sie, wie viel freier und leichter sich Ihr Nacken anfühlt, wie Ihr Atem freier fließt, wie Ihre Schultern unnötige Anspannung eher loslassen können, als wenn sie hingelümmelt in einem weichen Sessel sitzen?
Wenn sich die Königin erhebt, stellt sie einen Fuß etwas vor, den anderen leicht zurück. Sie drückt die Füße in den Boden, zieht ihren Beckenboden nach vorn zum Schambein, und aus der Dynamik dieses Impulses erhebt sie sich wie von einem unsichtbaren Faden

emporgezogen. Vielleicht ist es gut, das ein wenig zu üben, bis es so richtig elegant klappt.

Die dritte Hand der Königin

Wenn Sie etwas hochheben, und sei es auch so leicht wie eine Feder, dann greifen Sie gleichzeitig mit dem Beckenboden fest zu. Tun Sie so, als ob er Ihre dritte Hand wäre, die Sie unterstützt. Sie hilft Ihnen, mit der Kraft aus der Mitte zu arbeiten. Ihre dritte Hand verhindert, dass der Druck Ihrem Beckenboden Schaden zufügt.

Vielleicht wissen Sie es längst, aber zur Sicherheit sage ich es Ihnen noch einmal: Bitte heben Sie nicht unnötig schwer! Ihr Beckenboden ist nicht dafür konstruiert, dass er schwere Lasten trägt. Lassen Sie sich helfen oder teilen Sie größere Lasten in kleinere Portionen. Wenn Sie dafür öfter die Treppen hinauf- und hinunterlaufen müssen: Üben Sie bei jedem Weg das Schreiten. Nehmen Sie das Gewicht so nah wie möglich an den Körper, gehen Sie in die Knie, um Ihren Rücken zu schonen, wenn Sie etwas vom Boden aufheben, und nutzen Sie die Kraft Ihrer dritten Hand.

Wenn Sie ein kleines Kind haben, nutzen Sie seine Freude am Klettern und lassen Sie es z. B. auf einen stabilen Hocker krabbeln, ehe Sie es auf den Arm nehmen. Schaffen Sie eine Möglichkeit, wie es allein auf den Wickeltisch kommt, oder wechseln Sie die Windeln am Boden.

Achten Sie darauf, dass es sich so weit wie irgend möglich selbst bewegt. Das dauert dann zwar länger, schont aber Ihren Beckenboden und gibt gleichzeitig Ihrem Kind eine Vielfalt von Möglichkeiten, seine motorische Geschicklichkeit, Kraft und Ausdauer zu entwickeln.

Königlicher Sport

Ein System ist so stark wie sein schwächster Teil: Bitte orientieren Sie sich an Ihrem Beckenboden und seiner Stärke (oder Schwäche), wenn Sie Sport treiben.

Plötzliche Druckveränderungen, vielleicht sogar mit gespreizten Beinen, wie sie beim Tennis oder Volleyball vorkommen, sind belastend für den Beckenboden. Gibt es für Sie vielleicht Alternativen?

Beim Krafttraining kommt es darauf an, jede Anstrengung mit einem Impuls aus dem Beckenboden zu beginnen (dritte Hand!) und sich nur so viel zuzumuten, wie Ihr Beckenboden schafft.

Beim Joggen können Sie sich anstatt in großen Sprüngen lieber im Katzengang üben: weiche Bewegungen, lockere Knie, das Schambein leicht zum Nabel gezogen. Die Ferse wird zuerst aufgesetzt, der hintere Fuß gibt Druck auf den

Boden, katzenweich übernimmt der vordere Fuß das Gewicht.

Bei vielen Angeboten von Sportvereinen und Fitnessclubs lohnt es sich, gezielt nach KursleiterInnen zu suchen, die in der Lage sind, Ihnen qualifizierte Hinweise zu geben, wie Sie den Beckenboden schonen und einsetzen können. Walking, Schwimmen, Tischtennis und Tanzen sind Sportarten, die Ihren Beckenboden aktivieren und Sie auf schonende Weise fit machen. Energetische Yogaübungen (wie z. B. im Kundalini-Yoga) sind gut für den Beckenboden, wenn der Beckenboden stark ist. Wenn er dagegen nicht so kraftvoll ist, ist es sinnvoll, auf manche Übungen, die starken Druck nach unten auslösen, zunächst zu verzichten. Und auch bei jeder Yogaübung sollten Sie sich daran erinnern, dass jeder Bewegungsimpuls vom Beckenboden ausgeht.

Qi Gong, Tai Chi und Yoga scheinen auf den ersten Blick sehr geruhsam zu sein, aber unterschätzen Sie den Energiefaktor dieser Übungsformen nicht: In der Ruhe liegt die Kraft!

Wenn der Beckenboden schwach wird: Antworten auf die zehn häufigsten Fragen

1. Wie merke ich, wenn mein Beckenboden schwach ist?

Wenn Sie sich nicht sicher auf die Schließfunktionen Ihres Beckenbodens verlassen können, wenn Sie z. B. immer «zur Sicherheit» eine Slipeinlage tragen oder wenn Sie in Ihrer Stadt sämtliche öffentliche Toiletten kennen, kann es sein, dass Ihr Beckenboden wenig Kraft hat. Weitere Anzeichen können häufige Rückenschmerzen sein, eine lustlose Sexualität und das Gefühl «durchzuhängen».

Was ist zu tun?

Machen Sie den Beckenbodencheck auf S. 22, lernen Sie Ihren Beckenboden kennen und gönnen Sie sich einige Wochen lang das Übungsprogramm. Vielleicht wird Ihnen erst dabei richtig deutlich, wie vernachlässigt Ihr Beckenboden bisher war.

2. Wann nach einer Geburt sollte der Beckenboden wieder fit sein?

Eine Hebammenregel sagt: Neun Monate dauert die Schwangerschaft im Körper und neun Monate außerhalb des Körpers. Manchmal dauert es bis zum Ende der Stillzeit, bis der Körper seine ganze Festigkeit wiedererlangt. Manche Frauen gewinnen ihre klaren körperlichen Grenzen erst dann vollständig wieder, wenn ihr Kind etwa drei Jahre alt ist, wenn es selbständig essen, laufen und sprechen kann und nicht mehr so auf die Mutter angewiesen ist. Bis dahin verändern sich Frauen unterschiedlich schnell: Einige spüren noch lange nach der Geburt eine gewisse Instabilität und Weichheit, die sich auch in vorübergehender Inkontinenz, sexueller Lustlosigkeit, Rückenschmerzen und Störungen des Gleichgewichts und runderen Körperformen ausdrücken kann. Andere wiederum sind äußerlich schnell wieder in Form, fühlen sich aber innerlich noch lange nach der Geburt weich und offen. Wiederum andere fühlen sich schon nach einem Vierteljahr mehr oder weniger wie vorher. Ob es eine Geburt auf natürlichem Wege war oder ein Kaiserschnitt, scheint dabei keine Rolle zu spielen.

Was ist zu tun?

Geben Sie sich Zeit, schonen Sie Ihren Beckenboden (siehe Tipps für den Alltag, S. 111) und trainieren Sie ihn sanft. Das Gras wächst nicht schneller, wenn man daran zieht: Ihr Beckenboden zeigt Ihnen deutlich, wie viel Anstrengung Sie schon vertragen. Wenn er sich abends schlapp fühlt, könnte es sein, dass es gut wäre, das Tagesprogramm zu reduzieren.

3. Meine Ärztin sagt, ich habe eine Gebärmuttersenkung. Was bedeutet das?

Die Gebärmutter ist mit einigen Bändern aus Bindegewebe im Becken relativ locker aufgehängt und wird von der Beckenbodenmuskulatur gehalten. Nach einer Schwangerschaft, aber auch mit steigendem Alter, durch Hormonschwankungen während des Menstruationszyklus und durch Stress können sich die Bänder und die Muskulatur lockern: Die Gebärmutter sinkt nach unten, in den Spalt des fächerförmigen Muskels (siehe S. 17). Dabei drückt sie auf die Blase und / oder in die Scheide hinein. Wenn Sie sich selbst untersuchen, treffen Sie schnell auf den Muttermund. Im Alltag spüren Sie vielleicht einen starken Druck nach unten («als ob alles herausfällt»). Anspannen und hochziehen scheinen nicht zu helfen.

Was ist zu tun?

Erste Hilfe: Nehmen Sie eine Körperposition ein, bei der der Oberkörper tiefer liegt als das Becken. Legen Sie sich vor Ihr Sofa, das Becken ist an der Sitzfläche abgestützt, und Ihre Schultern sind am Boden. Oder machen Sie die Übungen «XYZ», «Schön schräg» und «Beckenrolle in Bauchlage». Dann rutscht die Gebärmutter wieder nach oben. Wenn Sie nun den Beckenboden anspannen, kann er wieder unter dem Uterus zugreifen. Vermeiden Sie Anstrengungen (Heben, Laufen, Hüpfen), machen Sie das Übungsprogramm für 12 Wochen oder gehen Sie zu einer Hebamme oder einer Krankengymnastin, die auf das Beckenbodentraining spezialisiert ist. Eine Verbesserung des Zustandes ist sehr wahrscheinlich. Wird Ihnen vorgeschlagen, sich operieren zu lassen, dann nehmen Sie sich Zeit für die Entscheidung. Versuchen Sie vorher jede andere Möglichkeit, denn operieren kann man immer noch. Es macht Sinn, einen operativen Eingriff nach hinten zu verschieben, weil die durch eine Operation erzielte Verbesserung oft nur einige Jahre anhält (siehe S. 71).

4. Was ist eine Stress-Inkontinenz?

Bei einer Stress-Inkontinenz verlieren Sie unfreiwillig bei plötzlichen Druckveränderungen, beim Husten, Niesen, Lachen oder Hüpfen tröpfchenweise oder im Schwall Urin.

Was ist zu tun?

Trainieren Sie Ihren Beckenboden, besonders die Übungsreihe für wache Reflexe. Vermeiden Sie Belastungen, die nicht unbedingt sein müssen: Wenn Sie in einer Gruppe Gymnastik machen, setzen Sie bei kritischen Übungen aus; verzichten Sie für eine Weile darauf, mit Ihren Kindern auf dem Trampolin zu springen. Wenn Sie einige Wochen Ihren Beckenboden trainiert haben, beobachten Sie, was dann schon besser geht.

Achten Sie auf Ihre Haltung. Wenn Sie niesen oder husten müssen, ist es besser, sich dabei aufzurichten und das Schambein Richtung Nabel zu ziehen. So kann Ihr Beckenboden die plötzliche Belastung besser aushalten. Wenn das Niesen oder Husten nicht zu schnell kommt, wird es Ihnen auch gelingen, gleichzeitig den Beckenboden anzuspannen, so etwa, wie Sie sich die Hand vor den Mund halten. Und wenn Sie lachen, lassen Sie die Beckenbodenmuskeln aktiv mitlachen.

5. Was ist eine Drang-Inkontinenz (oder Urge-Inkontinenz)?

Wenn Sie sehr häufig das Gefühl haben, dass Sie dringend auf die Toilette müssen, dann aber nur wenig Urin fließt, oder wenn Urin im Schwall abgeht, obwohl Sie erst vor der Toilette stehen, haben Sie eine Drang-Inkontinenz.

Was ist zu tun?

Die Entleerung der Harnblase ist ein interessanter Vorgang, der durch eine sehr feine Abstimmung von Nervenimpulsen koordiniert wird. Wenn sich die Blase füllt, senden ihre Innenwände Signale an das Gehirn. Das Gehirn entscheidet, ob jetzt der passende Moment für die Entleerung gekommen ist. Wenn das so ist, zieht sich die muskulöse Wand der Blase zusammen. Gleichzeitig löst sich die Spannung des kleinen Schließmuskels, der die Harnröhre umgibt. Bei diesen feinen Abstimmungen kann es zu Störungen kommen. Die Wände der Blase melden zu früh oder zu spät, dass sie gut gefüllt ist; sie geben das Signal zum Loslassen, wenn die Toilette noch nicht erreicht ist, oder sie haben nicht genug Kraft, um die Blase vollständig zu entleeren. Ein Training des Beckenbodenbereichs kann hier viel bewirken. Sanftes Pulsieren und die Übungen aus der Reihe 1 für die Reflexe (siehe S. 80)

verbessern die Feinabstimmung der Muskeln und Nerven deutlich und entlasten den Beckenbereich von unnötigem Druck.

Darüber hinaus können Sie Ihren Blasenmuskel «erziehen»: Versuchen Sie, nicht zu oft (nicht häufiger als alle zwei Stunden) und nicht zu selten (nicht weniger als fünfmal am Tag) die Blase zu entleeren. Ein Muskel ist ein Gewohnheitstier, und die Gewohnheiten, die Sie jetzt haben, sind eher lästig. Also stellen Sie sich langsam um.

Wenn Sie das Gefühl haben, ganz plötzlich ganz dringend zu müssen, dann richten Sie sich auf, ziehen Sie das Schambein zum Nabel und überkreuzen Sie die Beine. Oder beugen Sie den Oberkörper nach unten, als wollten Sie Ihren Schuh zubinden: Beides nimmt den Druck weg, und nach einigen Atemzügen ist es vorbei.

6. Haben Hämorrhoiden etwas mit dem Beckenboden zu tun?

Hämorrhoiden sind kleine blutgefüllte Venensäckchen, die eigentlich im Darm sein sollten, um ihn wie kleine Polster dicht zu verschließen. Bei manchen Menschen ist die Grundspannung der Muskulatur und des Bindegewebes eher weich. Bei Belastung durch Druck (z. B. wenn Sie viel sitzen, wenn Sie beim Stuhlgang stark pressen oder nach einer Geburt) werden die

Pölsterchen nach außen gedrückt und ihre Haut kann sich entzünden, weil sie nun ungeschützt ist. Hämorrhoiden, Krampfadern, leicht überdehnbare Gelenke und eine Schwäche des Beckenbodens treten oft gleichzeitig auf. Alle diese lästigen Erscheinungen sind Ausdruck einer eher geringen körpereigenen Spannung, die in manchen Familien gehäuft vorkommt.

Was ist zu tun?

Sorgen Sie für Entlastung im Becken (Übungsreihe 1), für eine Kräftigung der gesamten Muskulatur (Übungsreihe 4), für viel Bewegung im Becken (Übungsreihe 2) und für eine ballaststoffreiche Ernährung, die die Verdauung anregt. Ein Extraglas kühles Wasser vor dem Frühstück, zwei Esslöffel Leinsamen beim Frühstück und danach einige Beckenbewegungen (z. B. die Schlange auf S. 86) und genügend Zeit für den Gang zur Toilette sind eine gute Hilfe. Sind die Hämorrhoiden entzündet, hilft Hamamelissalbe.

7. Ich habe manchmal so einen Druck im Becken. Woher kommt das?

Die Körperspannung (siehe Frage 6) schwankt abhängig von Ihrer hormonellen Lage und Ihrer momentanen Lebenssituation. Sie ist ein besonders feiner Indikator und sinkt bei körperlicher und psychischer Überlastung und Dauerstress.

Was ist zu tun?

Hören Sie auf die Signale Ihres Körpers und versuchen Sie, alles zu vermeiden, was körperlichen oder seelischen Druck auslöst. Sorgen Sie für Entlastung und nehmen Sie akuten mechanischen Druck von Ihrem Beckenboden, indem Sie das Becken für eine Weile höher halten als den Oberkörper, wie bei Frage 4 beschrieben.

8. Ich spüre im vorderen bzw. hinteren Teil des Beckenbodens nichts, wenn ich die Übungen mache.

Es kann sein, dass es eine ganze Weile dauert, bis Sie genau spüren, was Ihr Beckenboden gerade tut. Das kann daran liegen, dass Sie einfach noch wenig Übung darin haben, in diesem Bereich Ihres Körpers auf Ihre Wahrnehmung zu achten. Nach einer Geburt kann es auch sein, dass die Nervenfasern gezerrt sind und der Kontakt unterbrochen ist. Indem Sie beharrlich und aufmerksam die Übungen machen und Ihrem Beckenboden viel liebevolle Aufmerksamkeit zukommen lassen, bilden sich neue Verbindungen zwischen Beckenboden und Gehirn: Sie spüren mehr. Es sind vor allem die kleinen feinen Impulse, die die Sensibilität verbessern.

9. Ich übe jeden Tag und spanne dauernd meinen Beckenboden an, aber es wird nicht besser. Soll ich noch mehr machen?

Eine Muskulatur braucht den lebendigen Wechsel zwischen Anspannung und Entspannung. Wenn eine dauernde Spannung besteht, ermüdet der Muskel und verliert an Kraft.

Was ist zu tun?

Erlauben Sie sich Pausen. Achten Sie bei den Übungen darauf, dass die Zeit der Entspannungsphase mindestens ebenso lang ist wie die Anspannung.
Vielleicht ändern Sie sogar für eine Weile Ihr Übungsprogramm und machen abwechselnd jeweils an einem Tag nur die Atemübung von S. 27 und eine Phantasiereise und am anderen Tag wieder aktive Übungen. Anstatt dauernd den Beckenboden fest anzuspannen, geben Sie nur einen ganz kleinen Spannungsimpuls und lassen dann bewusst wieder los.

10. Wann sollte ich mit Beckenbodenübungen beginnen?

Wann immer Sie das Gefühl haben, Ihr Beckenboden ist nicht ganz fit, könnte es ein Gewinn für Sie sein, ihm Aufmerksamkeit zu schenken. Warten Sie nicht, bis kleine Beschwerden wirklich unangenehm werden, seien Sie anspruchsvoll und streben Sie an, Ihre volle Kraft im Alltag, bei Bewegungen und in der Liebe zur Verfügung zu haben. Ihr Beckenboden ist Ihr Schatz im Schoß, nutzen Sie ihn und freuen Sie sich daran!

Anhang

Literatur

Anand, Margo: *Tantra oder die Kunst der sexuellen Ekstase.* München 1990

Angier, Natalie: *Frau, eine intime Geographie des weiblichen Körpers.* München 2002

Deutscher Kinderschutzbund Bundesverband e.V. (Hrsg.): *Taschenbuch der Kinderpresse 2001.* Remagen-Rolandseck 2001

Dreher, Diana: *Das Tao der Weiblichkeit.* München 2000

Ecker, Diana: *Aphrodites Töchter. Wie Frauen zu erfüllter Sexualität finden.* München 2000

Kitchenham-Pec, Susanne / Bopp, Annette: *Beckenbodentraining.* Stuttgart 1998 (letzte Aufl. 2001)

Klein, Margarita: *Ich bin schwanger: fit, schön und gesund.* Reinbek 2002

Klein, Margarita: *Ich bin schwanger: ganz entspannt* (Buch mit CD). Reinbek 2002

Klein, Margarita / Weber, Maria: *Das tut mir gut nach der Geburt.* Reinbek 1998

Li, Christine / Krautwald, Ulja: *Der Weg der Kaiserin, Wie Frauen die alten chinesischen Geheimnisse weiblicher Lust und Kraft für sich entdecken.* Bern / München / Wien 2000

Northrup, Christiane: *Frauenkörper – Frauenweisheit. Wie Frauen ihre ursprüngliche Fähigkeit zur Selbstheilung wiederentdecken können.* München 2001

Schindele, Eva: *Pfusch an der Frau. Krankmachende Normen, überflüssige Operationen, lukrative Geschäfte.* Frankfurt am Main 1996

Seehafer, Peggy: *An empirical study of the influence of psychosociological factors during the menopause.* Hamburg 2001

Seemann, Hanne: *Freundschaft mit dem eigenen Körper schließen.* Stuttgart 1999

Stürmer, Ernst: *Asiatische Heilkunst.* Wien 1996

Szabo, Eva / Schröter, Peter Aman / ten Hövel, Gabriele: *Verführung zur Ekstase, Tantrische Gespräche über Liebe, Leib und Lust.* Freiburg 2000

Liebeskugeln

Zu bestellen bei
For Ladies
Ostertorwallstr. 67 / 68
28195 Bremen
Tel. 04 21 / 32 30 40
Fax 04 21 / 32 30 50

Über die Autorin

Margarita Klein ist Hebamme und Diplom-Pädagogin mit einer Zusatzausbildung in systemischer Beratung / Familientherapie und Hypnotherapie. Sie ist Mitbegründerin des Geburtshauses Altona und hat bereits mehrere Bücher zu den Themen Schwangerschaft und Geburt veröffentlicht. Seit 1982 arbeitet sie in freier Praxis und lebt mit ihrem Mann sowie zwei Töchtern in Hamburg.

Heute leitet sie gemeinsam mit Dr. Jochen Klein den KREISEL e. V. Der KREISEL ist eine interdisziplinäre Fortbildungseinrichtung für Entwicklungsbegleitung, Lernförderung sowie Lerntherapie und eine Praxis für Hebammenarbeit und Beratung für Familien.

Beratung: für Frauen und Paare bei Ängsten, Sorgen und Streit vor und nach der Geburt; für Eltern von Babys, die zu viel schreien; für Familien, die einander (wieder) besser verstehen wollen; für Frauen, die die Kraft ihres Beckenbodens entdecken und stärken wollen.

Fortbildungstätigkeit und Supervision: Massagen für Babys und Kinder, aufbauendes Becken-bodentraining, Geburtsvorbereitung, lösungsorientierte Beratung, Gespräche führen – Gruppen leiten.

Frühe Hilfen: Beratung für Familien mit kleinen Kindern (Weiterbildung) etc.

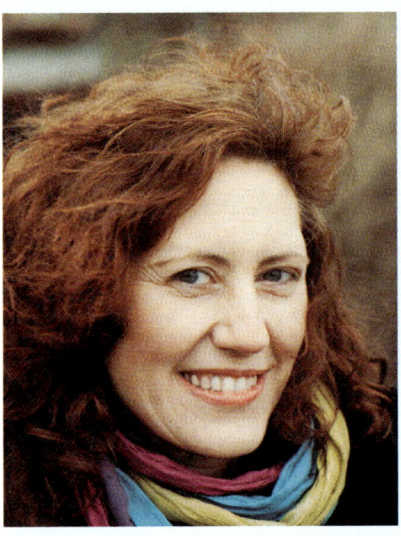

Autorin von:

«Ich bin schwanger: fit, schön und gesund», Rowohlt, Reinbek bei Hamburg 2002 (rororo 60978)

«Ich bin schwanger: Feng Shui für Mutter und Kind» (mit Christopher A. Weidner). Rowohlt, Reinbek bei Hamburg 2002 (rororo 60996)

«Ich bin schwanger: ganz ent-spannt» – Mit Audio CD. Rowohlt, Reinbek bei Hamburg 2002 (rororo 60980)

Mitarbeit bei «Schwangerschaft, Geburt und erstes Lebensjahr», Regina Hilsberg. Rowohlt, Reinbek bei Hamburg 2000 (rororo 60829)

«Sanfte Klänge für Eltern und Babys» (mit H. Höfele), Buch und CD. Ökotopia, Münster 1999

«Schmetterling und Katzenpfoten – Massagen für Babys und Kinder». Ökotopia, Münster 1999

«Das tut mir gut nach der Geburt – Rückbildung und Neufindung» (mit M. Weber). Rowohlt, Reinbek bei Hamburg 1998 (rororo 60421)

Bildnachweis

Seite 1, 12 imagesource

Seite 28 Mauritius / Stock Image

Seite 46 Mauritius / Beauty Photo Studio

Seite 2, 58 DigitalVision

Seite 4, 76 Lothar M. Peter

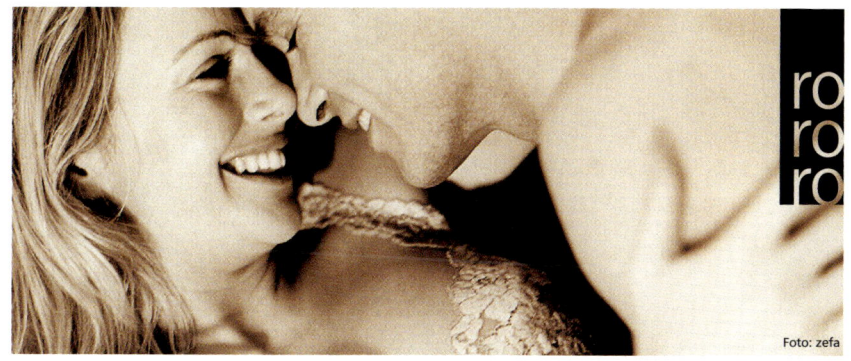

Foto: zefa

rororo Ratgeber Fitness & Wellness

Kompetente Ratschläge, Tipps und Antworten zu Bewegung, Energie, Ernährung

Wenig Zeit und trotzdem fit
Marion Appel-Schiefer
Das Quickfit-Programm
Kleiner Aufwand – viel Effekt
Überall und jederzeit
3-499-61022-1

Einfach fit und gesund!
Hans-Dieter Kempf
Bewegung, Energie, Ernährung
Relax- und Anti-Stress-Programm
Mit großem Fitnesstest
3-499-61391-3

Power for Life
Ole Petersen
Das Energieprogramm
Burn Fett statt Burnout
Mit Real-Age- und Stress-Test
3-499-61394-8

Glücksfaktor Sex
Astrid-Christina Richtsfeld
Mehr Lust und Spaß

Erotik, Energie, Erfolg
Sex-Food & Spezialrezepte
3-499-61390-5

Wellness-Weekends
Christa G. Traczinski
Sinnlichkeit. Energie. Reinigung.
Ausgeglichenheit

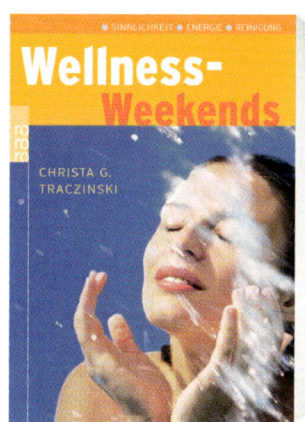

3-499-61392-1

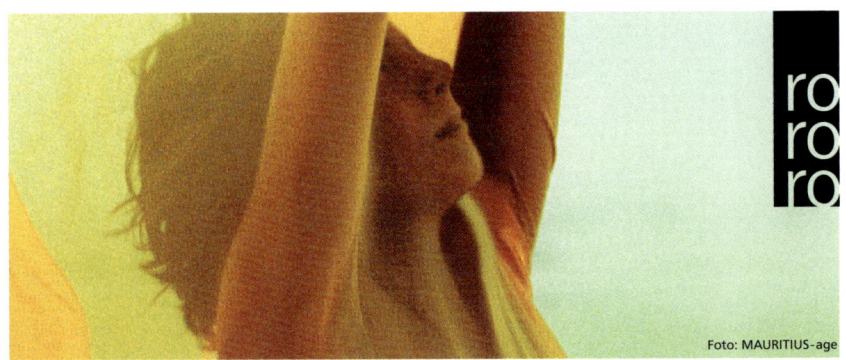

rororo Ratgeber Body & Spirit

Energie für die Seele

Frauen meditieren anders
Angela Fischer
Die Rückkehr zum Körper
Sexualität und Meditation
Weibliche Stärken leben
3-499-61396-4

Die Heilkraft des Reiki
Mary McFadyen
Die wahren Krankheitsursachen
Mit Händen heilen
Schnellbehandlung für sich und
andere
3-499-61400-6

Die sieben Tibeterinnen
Gerti Samel
Das Geheimnis der drei Energien
Welcher Typ sind Sie?
Wege zur Harmonie
3-499-61397-6

Ein Drittel des Tages verbringen wir im Schlafzimmer, einem Raum, in den wir oft nur lieblos ein Bett und einen Kleiderschrank hineinstellen. Wie man diesen wichtigen Raum mit einfachen Mitteln zu einem Ort der Harmonie und Energie macht, zeigt dieser praktische Ratgeber.

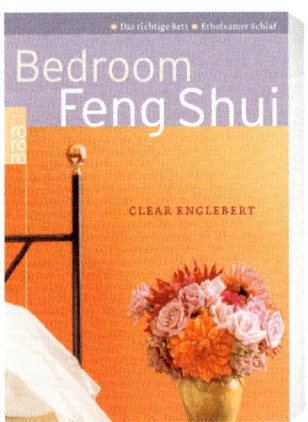

3-499-61454-5

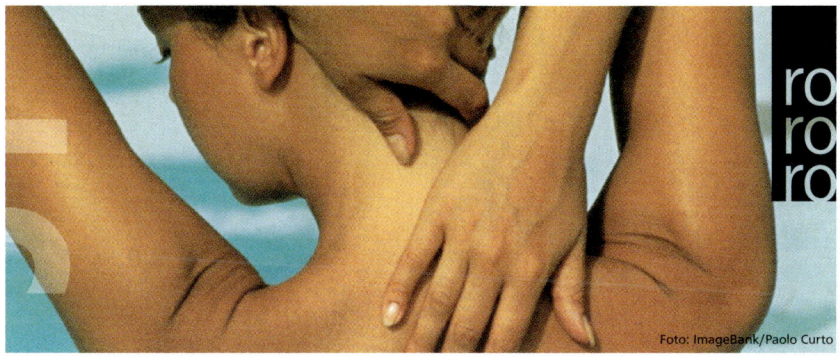

Foto: ImageBank/Paolo Curto

rororo Ratgeber Sport

Kompetente Ratschläge, Tipps und Antworten – und weg ist der Speck

Laufen und Walking
Das sanfte Programm für
Frauen ab 40
Kathrine Switzer
3-499-19488-0

Trainingsbuch Fatburner
Der leichte Weg
zum richtigen Gewicht
Sabine Heilig/Christina Gottschall
3-499-19498-8

Der Fatburner
Das Programm mit Garantie. Fett
verbrennen – dauerhaft abnehmen
Ole Petersen/Sonia Goretzki
3-499-61014-0

Die Knieschule
Selbsthilfe bei Kniebeschwerden
Prof. Dr. Joachim Grifka
3-499-61025-6

Das neue Dehnen
Fakten, Legenden, Praxis
Jürgen Freiwald/Karin Albrecht
3-499-19456-2

Rückentraining
mit dem Thera-Band®
Fit und gesund mit Kleingeräten
Hans-Dieter Kempf
3-499-61001-9

So einfach ist Fitness
Mein persönlicher Ausdauertrainer
Ole Petersen

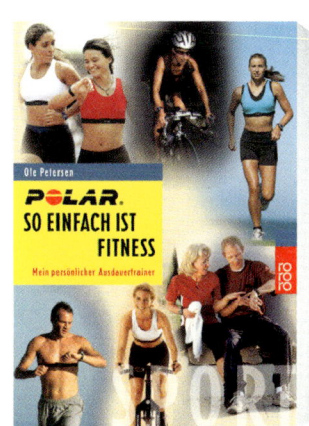

3-499-61024-8